Sakai

Arthrose im Knie selbst behandeln

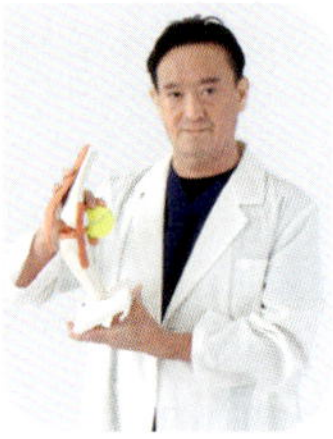

Shintaro Sakai ist Chef der Sakai-Klinik und ärztlicher Berater der Baseballmannschaft Chiba Lotte Marines. Neben Erfahrungen in der orthopädischen Chirurgie und in Spezialkliniken für Rücken- und Hüftprobleme hat er eine praktische Ausbildung in Obduktion absolviert. Dadurch wurde er zu seiner Methode, das Innere der Gelenkkapsel zu heilen, inspiriert und konzentriert sich seitdem auf schwer behandelbare Knie-, Hüft-, Schulter- und Nackenleiden. Unter seinen Patienten sind viele Prominente, wie bekannte japanische Sportler oder Schauspieler. In Japan ist er auch in den Medien häufig präsent und hat bereits zahlreiche Bücher geschrieben. Dieses Buch ist das erste, das auf Deutsch erscheint.

Shintaro Sakai

Arthrose im Knie selbst behandeln

Die erfolgreichen Methoden aus Japan für sich nutzen und endlich schmerzfrei werden

Aus dem Japanischen von Birgit Quitterer

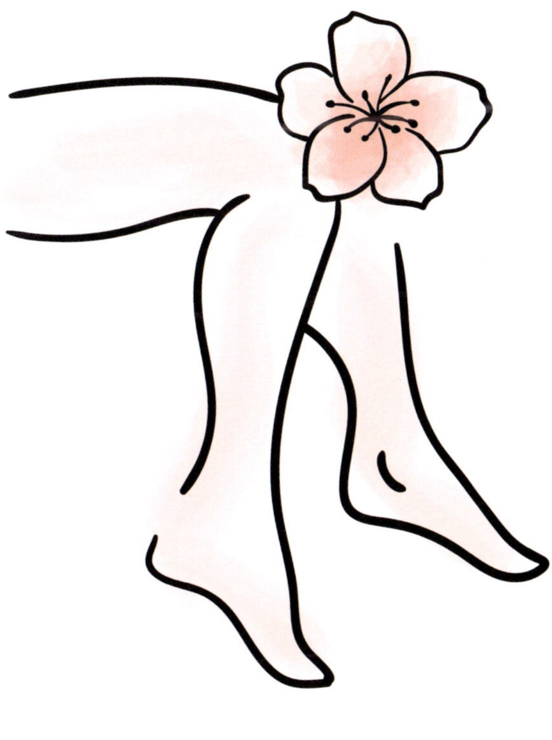

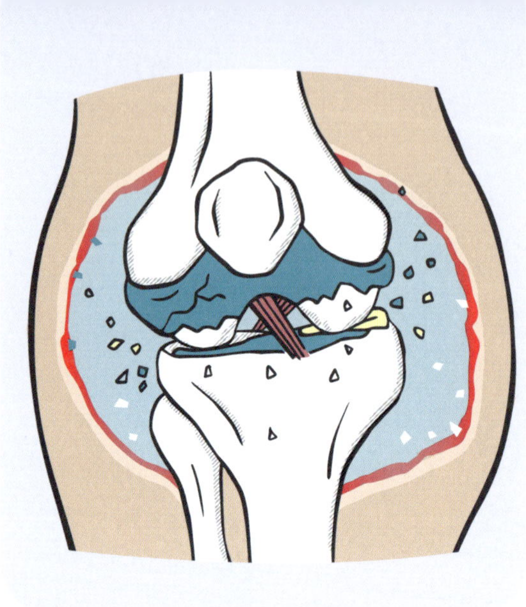

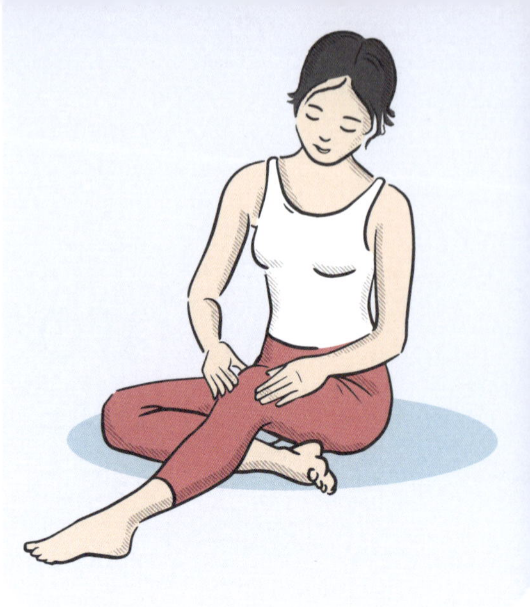

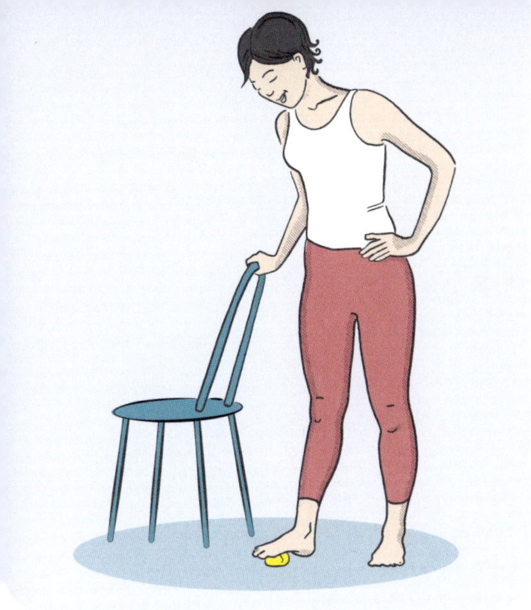

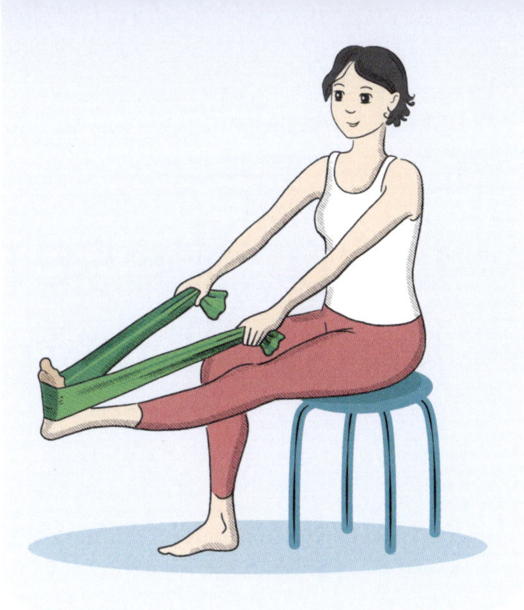

Liebe Leserin, lieber Leser,

laut etablierter Lehrmeinung ist in den meisten Fällen von Knieschmerzen die Ursache eine degenerative Kniearthrose. Vor allem bei Patienten in mittlerem und hohem Alter ging man bisher davon aus, dass über die Hälfte der Knieschmerzen auf das Konto der Kniearthrose gehen. Es gibt aber noch einen weiteren Grund für Knieschmerzen, wobei die Beschwerden denen bei Arthrose ähneln. Bei der Selbstbehandlung von Knieschmerzen sollte dies unbedingt berücksichtigt werden.

Ich betreibe seit vielen Jahren die Sakai-Klinik-Gruppe, die Knieschmerzen, Rückenschmerzen, Nackenschmerzen usw. behandelt. In den Kliniken arbeiten an die 50 Mitarbeiter, insgesamt haben wir inzwischen über eine Million Patienten behandelt. Anhand konkreter Untersuchungen am Knie haben wir festgestellt, dass häufig die Ursache für Knieschmerzen Beschwerden sind, die einer Kniearthrose nur ähneln: quasi eine »Pseudo-Kniearthrose«.

Nicht wenige, die dieses Buch lesen, werden bereits mithilfe von Büchern, Fernsehsendungen usw. Wissen über die degenerative Kniegelenksarthrose gesammelt und sich bemüht haben, ihre Knieschmerzen zu beseitigen. Das ist gut so, und wenn Sie auf diesem Weg Ihre Knieprobleme lösen konnten, erübrigt sich jedes weitere Wort.

Doch es gibt Fälle, da werden die Schmerzen mit den herkömmlichen Methoden, die auf die degenerative Kniegelenksarthrose abzielen, nicht besser. Oder man bekommt, obwohl man eindeutig Knieschmerzen hat, vom Arzt gesagt, man habe keine Kniegelenksarthrose, und bleibt ratlos zurück. In solchen Fällen ist es sehr wahrscheinlich, dass die Möglichkeit einer »Pseudo-Kniegelenksarthrose« nicht in Betracht gezogen wurde.

Bei der degenerativen Kniegelenksarthrose verformen sich – bzw. degenerieren, wie der Name schon sagt – Knochen, Knorpel, Meniskus etc. Es entstehen Schmerzen und der Bewegungsradius des Knies verringert sich.

Dahingegen entstehen bei der »Pseudo-Kniegelenksarthrose«, wie ich sie nenne, Schäden an etwas anderer Stelle, an etwas anderem Gewebe, und führen zu Schmerzen. Oft werden jedoch nur auf Kniegelenksarthrose abgestimmte Behandlungsmethoden angewandt, weshalb sich die Beschwerden nicht bessern.

Um Knieprobleme ein für alle Mal loszuwerden, ist es unerlässlich, die unterschiedlichen Mechanismen von degenerativer Kniegelenksarthrose und »Pseudo-Kniegelenksarthrose« zu verstehen und die jeweils geeignetste Behandlung durchzuführen.

Ich habe dieses Buch geschrieben, um die optimale Behandlungsmethode für die vollständige Heilung von Knieschmerzen leicht verständlich darzulegen. Es basiert auf der Tatsache, dass es zwei Hauptursachen für Knieschmerzen gibt: die degenerative Kniearthrose und die »Pseudo-Kniearthrose«. Bei den Selbstbehandlungsmethoden, wie z. B. den Dehnübungen, werden daher auch beide Gründe für Knieschmerzen effektiv angegangen. So tragen sie zu einer umfassenden und vollständigen Heilung bei. Auch zur Prävention und zur Verhütung eines erneuten Auftretens der Beschwerden lassen sie sich gut einsetzen.

Nach Angaben des japanischen Ministeriums für Gesundheit, Arbeit und Soziales leiden in Japan insgesamt 18 Millionen Menschen an Knieschmerzen, bei den über 65-Jährigen mehr als jeder Dritte. In der »Studie zur Gesundheit Erwachsener in Deutschland« (DEGS1, 2008–2011), einem Befragungs- und Untersuchungssurvey des RKI, gaben 20,2 % aller Befragten zwischen 18 und 79 Jahren an, eine ärztlich diagnostizierte Arthrose gehabt zu haben (Frauen 22,3 %, Männer 18,1 %)[1]. Laut der Deutschen Gesellschaft für Orthopädie und Orthopädische Chirurgie (DGOOC) zeigten in der Gruppe der 50- bis 54-Jährigen 15–16 % Zeichen einer Gonarthrose (degenerativen Kniearthrose); in der Altersgruppe der 70- bis 74-Jährigen lag dieser Anteil bereits bei 36–40 %.[2]

Ich bin überzeugt davon, dass dieses Buch Menschen wesentlich dabei unterstützen kann, ihre Knieprobleme zu beseitigen. Befreien auch Sie sich von Ihren Kniebeschwerden und beginnen Sie ein Leben ohne Schmerzen.

März 2017

Shintarô Sakai, Repräsentant der Sakai Clinic Group

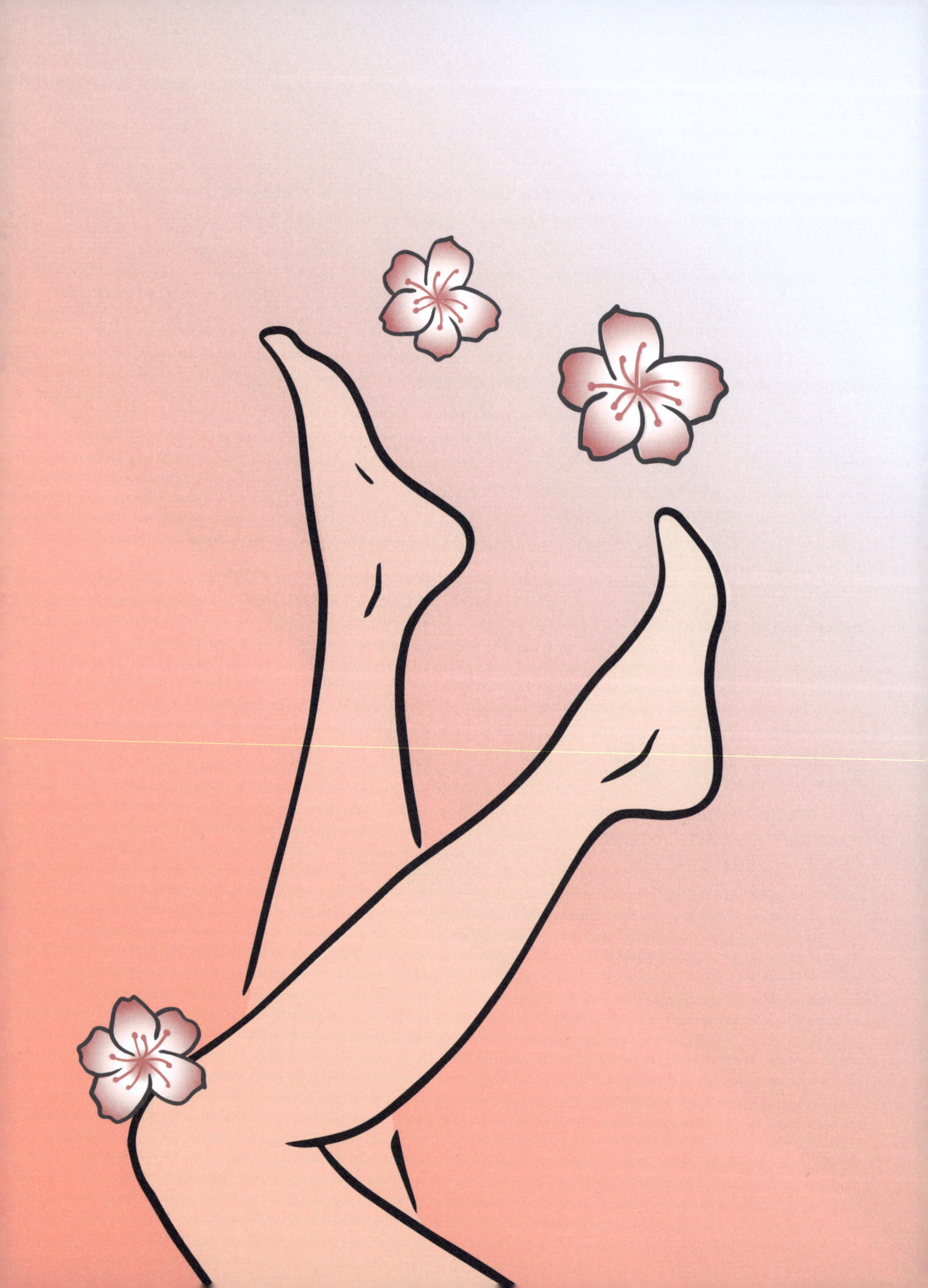

Selbstbehandlung bei Knieschmerzen

Knieschmerzen sind kein unabänderliches Schicksal. Im Folgenden erfahren Sie, wie Sie selbst tätig werden können.

Selbsttest und einfache Übungen

Wir beginnen praxisorientiert: Wir werfen zunächst einen Blick auf die Ursachen für Knieschmerzen und schreiten dann sofort zur Behandlung mit einfachen Übungen.

Kniearthrose und Pseudo-Kniearthrose

Für Schmerzen im Knie gibt es – wie schon erwähnt – grob unterteilt zwei Hauptursachen, nämlich die degenerative Kniearthrose und die »Pseudo-Kniearthrose«. Die Knieschmerzen, die durch diese unterschiedlichen Ursachen entstehen, scheinen auf den ersten Blick dieselben zu sein. Doch in Wirklichkeit ähneln sie sich nur, es handelt sich um unterschiedliche Knieprobleme. Daher sind auch die Selbstbehandlungsmethoden zur Beseitigung der Knieschmerzen jeweils unterschiedlich.

Zunächst einmal ist es daher wichtig zu erkennen, welche der beiden Ursachen die Knieschmerzen herbeiführt oder ob die Schmerzen sogar von beiden ausgelöst werden. Erst wenn das geklärt ist, kann man mit der geeignetsten Methode die Schmerzen in Eigenregie behandeln.

Sollte die Ursache die degenerative Kniearthrose sein, ist es außerdem wichtig, festzustellen, wie weit diese schon fortgeschritten ist; Genaueres erfahren Sie in Kapitel 2 (Seite 38). Werden die Knieprobleme durch eine degenerative Kniearthrose ignoriert, verschlechtert sich diese rapide, da die pathologischen Veränderungen im Knie immer mehr voranschreiten. Je fortgeschrittener das Stadium ist, desto sorgfältiger muss die Behandlung erfolgen.

Daher habe ich für Sie einen Test (Seite 12) vorbereitet, der ganz einfach durchzuführen ist. Machen Sie ein Häkchen bei den Fragen, die auf Sie zutreffen. Beginnen wir mit dem ersten Schritt, die Knieschmerzen loszuwerden!

Die Ursachen und Symptome von Knieschmerzen

Genau genommen besteht das Kniegelenk aus zwei Gelenken. Der allgemein übliche Name Kniegelenk fasst also diese beiden Gelenke zusammen.

»Pseudo-Kniearthrose«

Bei der »Pseudo-Kniearthrose« treten die Schmerzen im Kniescheibengelenk (Patellofemoralgelenk, auch PF-Gelenk) auf. Wie in der Grafik zu sehen ist, wird dieses Gelenk von dem Knochen der Kniescheibe (Patella) und dem Oberschenkelknochen (Femur) gebildet. Wenn der Raum in diesem Kniescheibengelenk eng wird oder sich die Gelenkknorpel abnützen, treten Schmerzen auf. Dieser Typ von Knieschmerzen kann von der Mitte der Kniescheibe auch nach oben oder unten ausstrahlen. Der Grund für das Auftreten von Schmerzen in diesen Regionen ist, dass an den Sehnen (Gewebe, das Muskeln und Knochen miteinander verbindet) und Bändern (Gewebe, das Knochen mit Knochen verbindet und damit die Gelenke stabilisiert) Schäden auftreten. Wenn die Sehnen und die am Schienbein befestigten Bänder sich verspannen, verhärten und entzünden, spürt man Schmerzen.

Der Aufbau des Kniegelenks

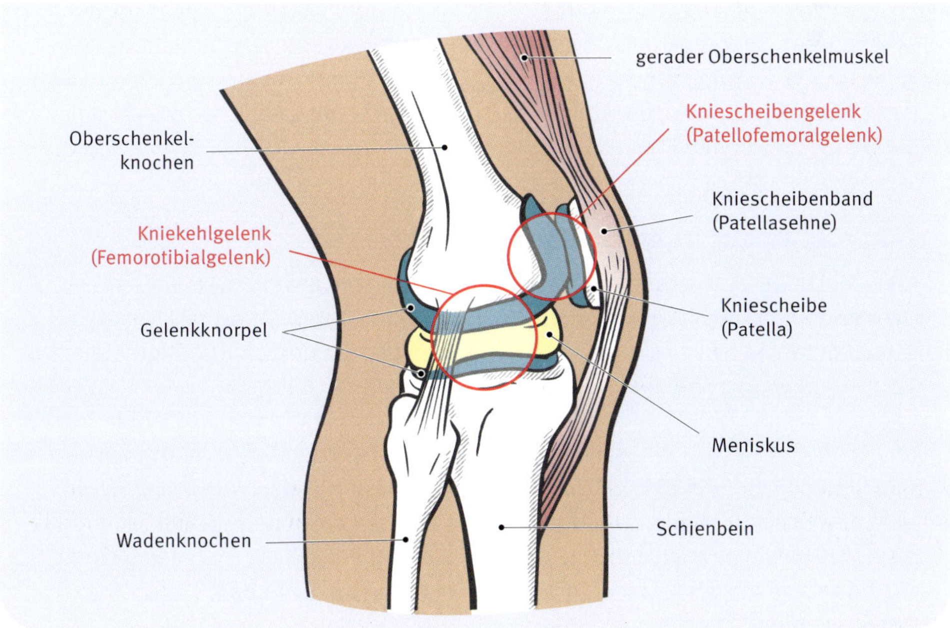

Test zur Selbstbehandlung von Knieschmerzen

Gehen Sie die Symptome durch und setzen Sie jeweils einen Haken, wenn ein Symptom auf Sie zutrifft. Schreiben Sie die Anzahl der Häkchen in das vorgesehene Feld.

Typ »Pseudo-Kniearthrose«

- ☐ Sie haben in der Mitte, oberhalb oder unterhalb der Kniescheibe Schmerzen.
- ☐ Wenn Sie Ihr Knie beugen oder strecken, löst das ein knackendes oder knirschendes Geräusch aus.
- ☐ Wenn Sie die Treppen hinuntersteigen, haben Sie keine Schmerzen, aber wenn Sie Treppen hochgehen, tut es weh.
- ☐ Sie können Ihr Knie nicht mehr richtig durchstrecken.

____________________ Mal

Typ degenerative Kniearthrose, Anfangsstadium

- ☐ Sie können Ihr Knie nicht mehr richtig durchstrecken.

Testergebnisse und die passende Gymnastik

Wenn Sie bei einer Kategorie mehr als zwei Häkchen gesetzt haben, trifft diese auf Sie zu.

Es gibt drei Ergebnismöglichkeiten: Entweder es trifft nur die »Pseudo-Kniegelenksarthrose« zu, oder es handelt sich um die degenerative Kniegelenksarthrose in einem ihrer Stadien oder um eine Kombination der beiden. Die dritte Option kommt gar nicht so selten vor. Genau genommen handelt es sich um zwei unterschiedliche Krankheiten, doch im Endeffekt sind die Beschwerden, die man fühlt, die gleichen.

Sollten bei Ihnen beide Ursachen für Knieschmerzen auftreten, können sich bei Ihnen Knieschmerzen besonders leicht verschlimmern. Entsprechend konsequent sollten Sie die Selbstbehandlung durchziehen.

- ☐ Sie haben bereits Schmerzen im Lendenbereich oder Nackenschmerzen und in letzter Zeit merken Sie, dass etwas mit Ihrem Knie nicht stimmt.
- ☐ Ihre Knie sind im Alltag, z. B. durch Schreibtischarbeit, lange Zeit angewinkelt.
- ☐ Vom Arzt oder Orthopäden wurde Ihnen gesagt, dass alles in Ordnung ist, doch Sie fühlen mit Sicherheit, dass etwas mit Ihrem Knie bzw. Ihren Knien nicht stimmt.

________________________ Mal

Typ degenerative Kniearthrose, mittleres Stadium

- ☐ Wenn Sie eine Drehbewegung mit dem Knie machen, spüren Sie einen scharfen Schmerz.
- ☐ Manchmal fühlen Sie einen stechenden Schmerz an der Innenseite des Knies.
- ☐ Sie spüren sowohl beim Treppensteigen wie beim Heruntergehen Schmerzen im Knie.
- ☐ Es ist für Sie ziemlich schwierig, in den Fersensitz zu gehen.
- ☐ Es kommt vor, dass Ihr Knie geschwollen oder heiß ist.

________________________ Mal

Typ degenerative Kniearthrose, fortgeschrittenes Stadium

- ☐ Sie stellen fest, dass Sie O-Beine haben, oder andere weisen Sie darauf hin.
- ☐ Wenn Sie anfangen sich zu bewegen, z. B., wenn Sie aufstehen oder anfangen zu gehen, schmerzen Ihre Knie.
- ☐ Wenn Sie gehen, schwankt Ihr Oberkörper von einer Seite zur anderen.
- ☐ Der Schmerz, der vormals nur ein Knie betroffen hat, ist beidseitig geworden.
- ☐ Wenn Sie nichts zum Festhalten haben, beim Gehen einen Stock oder beim Treppengehen ein Geländer, fühlen Sie sich unsicher.

________________________ Mal

Übungsempfehlung

Zur konkreten Selbstbehandlung der einzelnen Typen empfehle ich folgende Dehnübungen:

- Typ »Pseudo-Kniearthrose«: Dehnübungen 1–4
- Typ degenerative Kniearthrose, Anfangsstadium: Dehnübungen 1–6
- Typ degenerative Kniearthrose, mittleres Stadium: Dehnübungen 1–7
- Typ degenerative Kniearthrose, fortgeschrittenes Stadium: Dehnübungen 1–9

Die Dehnübung Nr. 10 können Sie bei jedem Typ und jedem Schweregrad immer wieder praktizieren. Besonders wenn Sie sie ausführen, bevor Sie Ihre Knie bewegen, wird die Bewegung müheloser und das Auftreten von Schmerzen vermindert.

Degenerative Kniearthrose

Bei der degenerativen Kniearthrose treten die Knieschmerzen am zweiten Kniegelenk, dem Kniekehlgelenk, auf, das Oberschenkelknochen und Schienbein miteinander verbindet.

Im Allgemeinen nimmt die Krankheit folgenden Verlauf:

- Durch Bewegungsmangel, schlechte Haltung und voranschreitendes Alter werden die Muskeln an der Innenseite des Oberschenkels schwach.
- Die Knorpel und der Meniskus nützen sich ab und die Pufferfunktion verschlechtert sich.
- Durch den Abrieb der Knorpel und des Meniskus entstehen Splitter, die die Nerven im Inneren der Gelenkkapsel (die Knochenhaut) reizen.
- Die Gelenkhaut entzündet sich und in der Gelenkkapsel sammelt sich Wasser (Gelenkschmiere) an.
- Das Knie schwillt an und wird heiß.
- Knorpel und Meniskus verschwinden fast vollständig und Knochen trifft direkt auf Knochen.
- Ein Teil des Knochens verformt sich und bildet eine dornförmige Ausbuchtung (Knochensporn), und auf der Oberfläche der Knochen bilden sich kleine Löcher (Knochenzysten).

Rechtes Bein, Ansicht von vorne: gesundes Knie (1), Knie mit Arthrose (2)

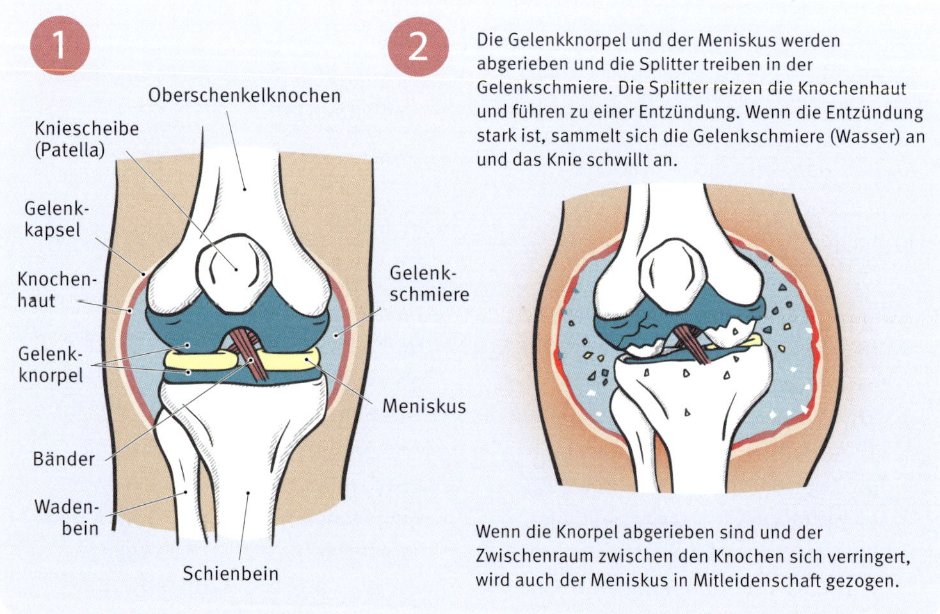

Die Gelenkknorpel und der Meniskus werden abgerieben und die Splitter treiben in der Gelenkschmiere. Die Splitter reizen die Knochenhaut und führen zu einer Entzündung. Wenn die Entzündung stark ist, sammelt sich die Gelenkschmiere (Wasser) an und das Knie schwillt an.

Wenn die Knorpel abgerieben sind und der Zwischenraum zwischen den Knochen sich verringert, wird auch der Meniskus in Mitleidenschaft gezogen.

Regeln für die Dehnübungen

Nun möchte ich Ihnen eine Reihe von Dehnübungen zeigen, die äußerst wirksam gegen Knieschmerzen sind. Sie gehen die Ursachen für die Beschwerden direkt an und zielen darauf ab, den ursprünglichen Zustand von Knochen und Muskeln wiederherzustellen. Auch zur Vorbeugung eignen sie sich.

Vor allem die Dehnübungen, bei denen die Kniekehlen oder der Lendenbereich mit Tennisbällen bearbeitet werden, praktizieren wir an unseren Kliniken schon viele Jahre. Wir haben diese Behandlungsmethode, die im Inneren der Gelenkkapseln ansetzt und bei 99 % der Patienten Wirkung gezeigt hat, so modifiziert, dass man sie leicht selbst durchführen kann.

Bauen Sie diese einfachen, gut durchdachten und überaus wirksamen Übungen in den Alltag ein.

Checkliste

Wählen Sie die für Sie geeigneten Übungen nach den Ergebnissen des Selbsttests aus.

- Wählen Sie einen Grad der Stimulation, der leicht weh-, aber guttut.
- Die Übungen sind besonders wirkungsvoll nach dem Bad, vor dem Schlafengehen und nach dem Aufstehen.
- Praktizieren Sie die Übungen möglichst täglich und halten Sie durch, bis sich, meist nach ca. 3 Wochen, deutliche Ergebnisse zeigen.

Benötigte Utensilien:

- ein Badehandtuch oder eine Decke
- ein Kissen oder Kopfkissen
- zwei Tennisbälle
- ein Stuhl oder Hocker
- ein Stuhl oder Sofa von ca. 50 cm Höhe. Auch ein Trittschemel oder Treppenstufen können genutzt werden.
- ein Händehandtuch oder Gästehandtuch

1. Kniedrück-Dehnung

Diese Übung eignet sich für alle Arten von Knieschmerzen.

Diese Übung bringt Besserung bei Kniegelenken, die langsam steif werden und sich schlecht beugen lassen. Schmerzen, die beim Gehen oder beim Sitzen auftreten, verschwinden oft allein durch diese Übung.

Benötigte Utensilien: Stellen Sie einen Hocker oder einen Stuhl bereit, auf den Sie Ihr Bein ablegen können. Wenn Sie stehen, sollte die Sitzfläche auf Höhe Ihrer Knie sein.

Drücken Sie das schmerzhafte Knie von oben. Heben Sie ein Bein an und legen Sie es auf den Hocker/Stuhl. Strecken Sie dabei das Knie durch. Dann legen Sie die Handfläche der gleichen Seite auf das Knie und drücken mit dem Arm fest senkrecht auf das Knie. Halten Sie diese Position für 30 Sekunden. In derselben Weise verfahren Sie mit dem anderen Bein.

Führen Sie die Übung 2- bis 3-mal am Tag durch. Wenn es Ihnen schwerfällt, das Bein auf Kniehöhe zu heben, können Sie auch einen niedrigeren Hocker benutzen. Da es wichtig ist, fest zu drücken, sollten Sie die Übung möglichst im Stehen ausführen. Der Effekt ist höher, wenn Sie die Muskeln Ihres Beines entspannen und sich vorstellen, dass Ihr Bein vom Oberschenkel bis zu den Fußknöcheln eine gerade Linie bildet.

Hinweis: Das Knie wird ganz durchgestreckt! Schmerzende Knie sollten besonders sorgfältig behandelt werden. Je stärker die Kniërückseite durchgestreckt und je gerader das Bein ist, desto wirksamer ist die Übung.

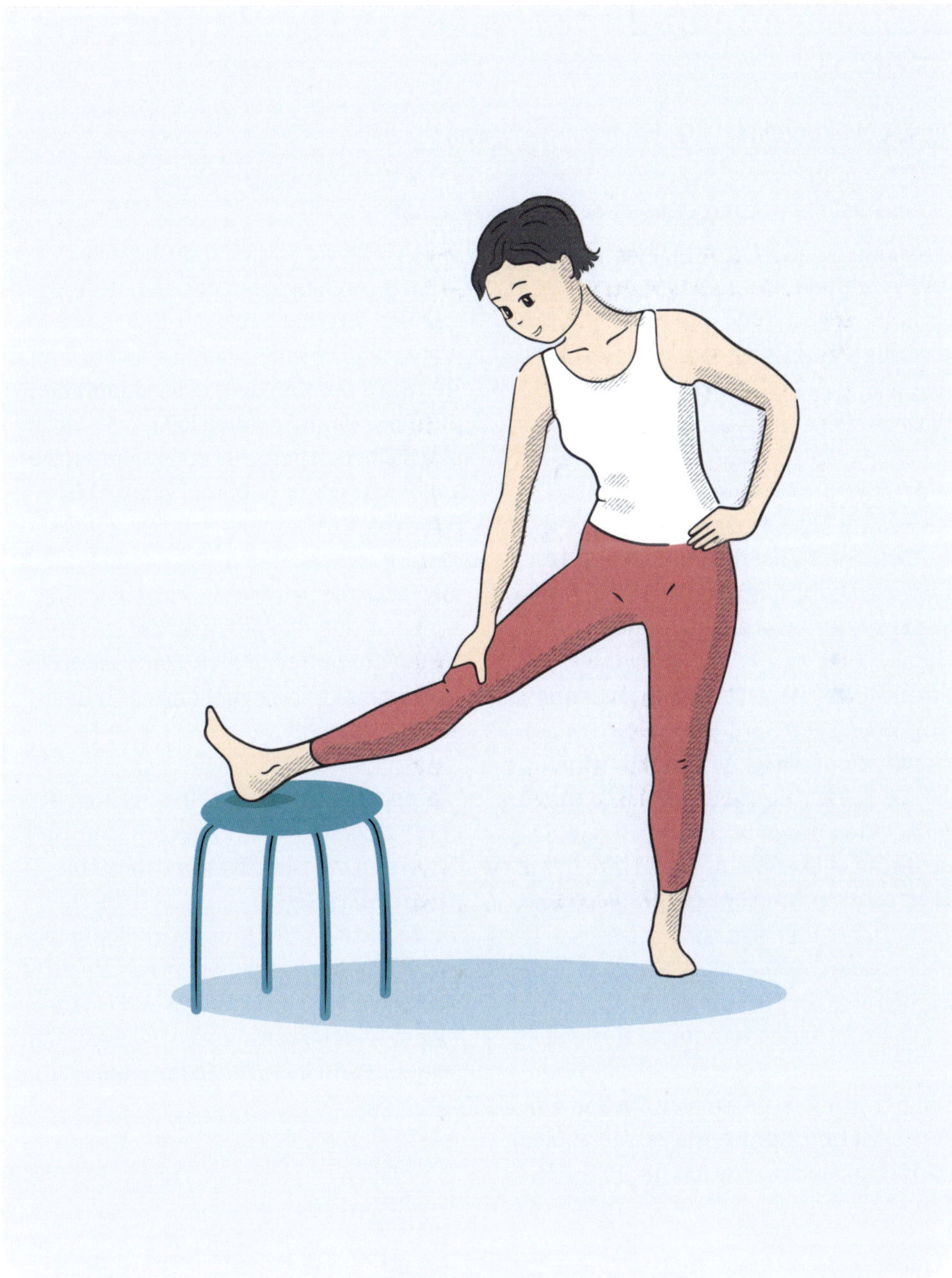

2. Knie beugen und strecken in der Badewanne

Diese Übung verbindet das Angenehme mit dem Nützlichen.

Durch ein Bad erwärmte Kniegelenke sind geschmeidiger als sonst. Das ist eine optimale Gelegenheit, die Elastizität steif gewordener Kniegelenke wiederherzustellen und ihren Bewegungsspielraum zu vergrößern.

Benötigte Utensilien: Keine

1. Strecken Sie im heißen Badewasser die Knie durch. Tauchen Sie bis zum Hals in das 39 Grad warme Badewasser ein. Nachdem Sie sich 10 Minuten aufgewärmt haben, strecken Sie beide Beine aus. Dann legen Sie die Handflächen auf Ihre Knie und drücken mit den Armen darauf. Halten Sie die Position mit durchgestreckten Knien 30 Sekunden lang. Wenn Sie in Ihrer Badewanne Ihre Beine nicht ausstrecken können, probieren Sie die Variante im Fersensitz.

2. Winkeln Sie die Knie an. Als Nächstes legen Sie beide Hände um Ihre Knie und ziehen Ihre Oberschenkel zur Brust. Beugen Sie die Knie, so weit Sie können, idealerweise kommen die Fersen an den Po. Halten Sie die Position für 30 Sekunden.

3. Strecken Sie im Stehen die Knie einzeln. Stehen Sie in der Badewanne auf und strecken Sie jedes Knie einzeln. Dabei legen Sie die Handfläche derselben Seite auf das Knie und drücken mit dem Arm fest darauf, wobei Sie das Gewicht Ihres Oberkörpers einsetzen. Halten Sie die Position mit maximal gestrecktem Knie für 30 Sekunden. Führen Sie die Übung auch auf der anderen Seite durch. Üben Sie die Schritte 1–3 immer dann, wenn Sie ein Bad nehmen, bei steifen Knien am besten täglich. Doch seien Sie vorsichtig, dass Sie nicht ausrutschen oder umfallen.

Die Fersensitz-Variante: Wer sich nicht mehr in den Fersensitz setzen kann, der kann den Wärmeeffekt und den Auftrieb des heißen Wassers nutzen. Die Beweglichkeit des Knies wird dadurch stark erhöht. Doch übertreiben Sie nicht. Nachdem Sie 30 Sekunden im Fersensitz gesessen haben, machen Sie es sich bequem und lockern Sie Ihre Knie.

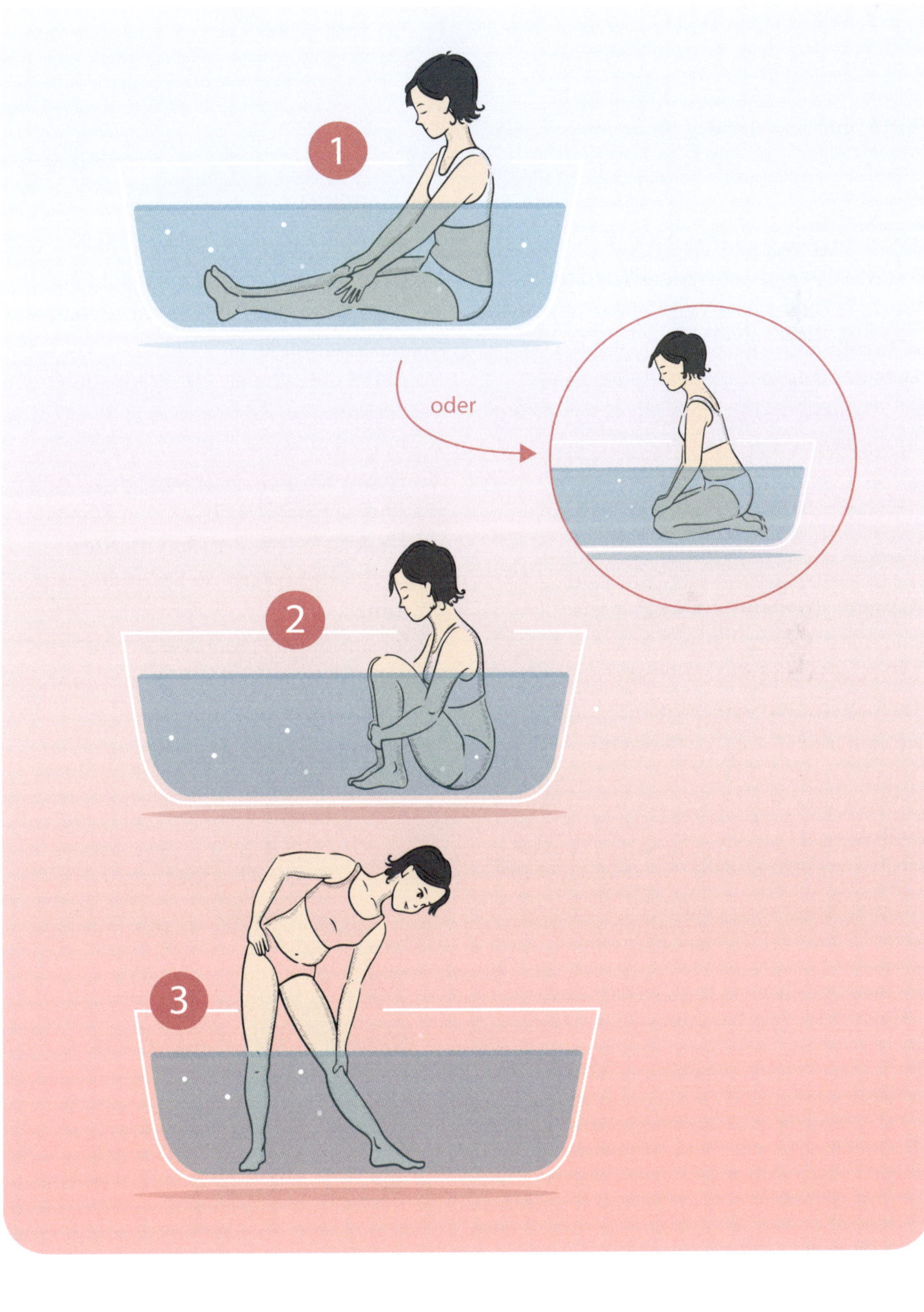
1
oder
2
3

3. Kniedehnung mit einem Tennisball

Diese Übung weitet den Raum im Kniegelenk.

Wenn Ihre Knieschmerzen von einer Entzündung der Sehnen und Bänder oberhalb oder unterhalb des Knies kommen oder wenn es sich um eine leichte Form der Kniearthrose handelt, werden die Schmerzen oft schon allein mit dieser Übung beseitigt.

Benötigte Utensilien: Ein harter Tennisball

1. Legen Sie den Tennisball in die Kniekehle. Setzen Sie sich auf eine harte Unterlage wie eine Matte oder einen Holzboden. Den Tennisball legen Sie genau in die Mitte der Kniekehle.

2. Winkeln Sie das Knie an. Winkeln Sie Ihr Knie an und legen Sie die verschränkten Hände um Ihr Schienbein. Ziehen Sie das Schienbein an sich heran und achten Sie dabei darauf, dass der Tennisball nicht verrutscht.

3. Legen Sie sich 30 Sekunden auf den Rücken. Legen Sie sich auf den Rücken und halten Sie die Position mit fest angewinkeltem Knie 30 Sekunden lang. Führen Sie die Übung ebenso mit dem anderen Knie aus. Machen Sie die Tennisball-Dehnübung 1- bis 3-mal am Tag. Die Wirkung erhöht sich, wenn Sie sich vorstellen, wie sich der Raum im Knie weitet.

Hinweis

Der Zweck dieser Übung ist, die verengte Kniekehle zu weiten. Daher ist es sinnlos, sich nur darauf zu konzentrieren, das Bein anzuwinkeln. Wichtig ist beim Anwinkeln des Knies, den Raum zwischen Oberschenkelknochen und Schienbein ausweiten zu wollen.

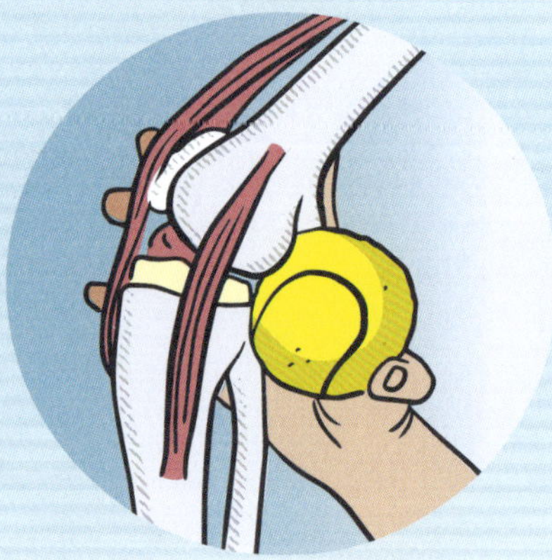

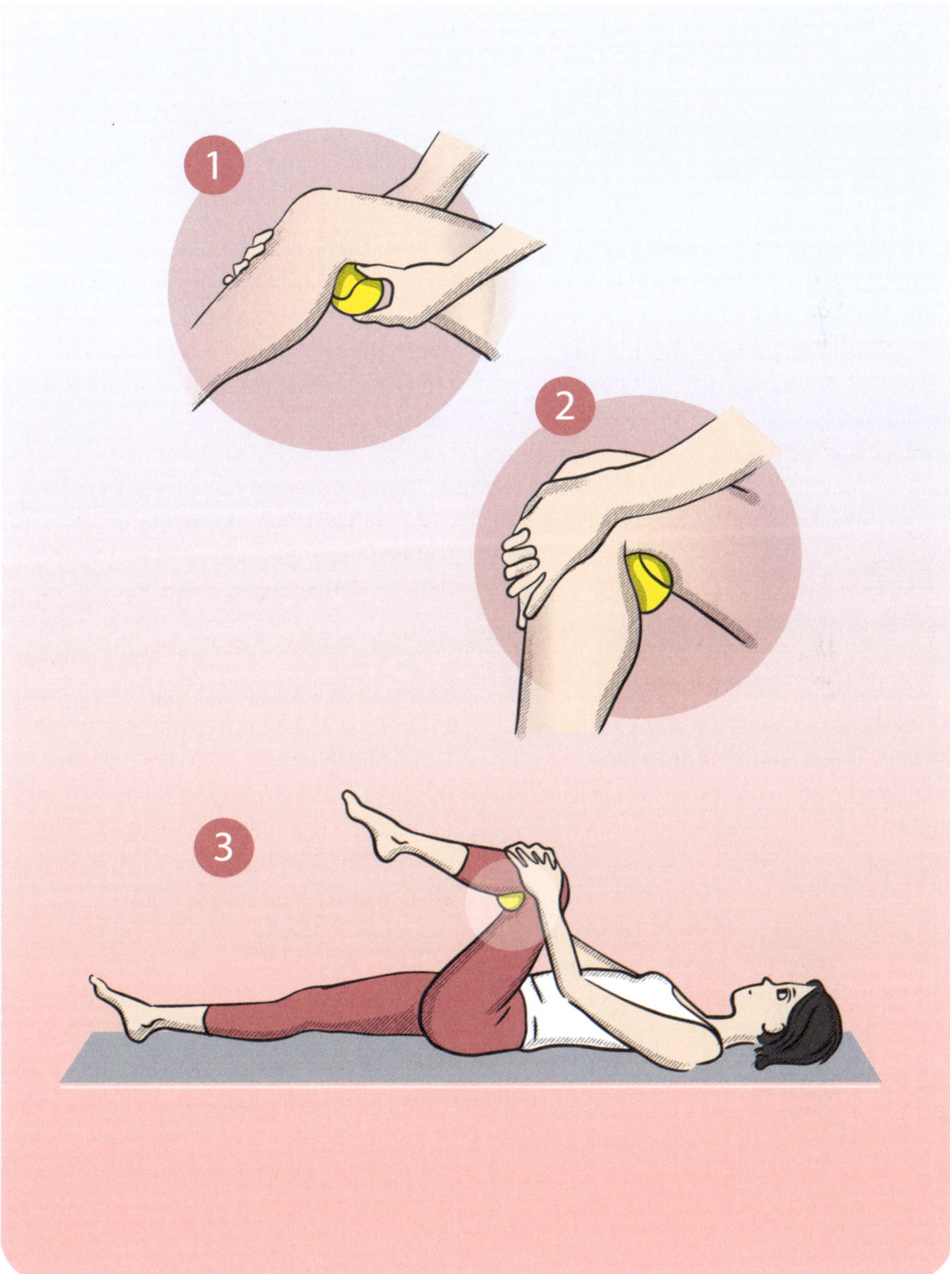
1
2
3

4. Dehnung des unteren Rückenbereichs

Rückenübungen für das Knie? Ja, tatsächlich!

Auch das mit den Kniegelenken eng in Verbindung stehende Iliosakralgelenk sollte bei Knieleiden bearbeitet werden. Dieses Gelenk lässt sich mit der folgenden Übung präzise korrigieren und dadurch wird auch die Haltung und der Körperschwerpunkt verbessert. Ein weiterer Effekt dieser Übung ist die Linderung von Schmerzen in der Lendengegend.

Benötigte Utensilien: Zwei harte Tennisbälle, Klebeband

1. Verbinden Sie die Tennisbälle miteinander. Legen Sie die Tennisbälle eng aneinander und verbinden Sie sie mit Klebeband oder Ähnlichem, damit sie sich nicht verschieben.

2. Legen Sie die geballte Faust an Ihr Steißbein. Legen Sie auf den erhöhten Teil, wo sich der Po in zwei Backen teilt (= das Steißbein), die geballte Faust.

3. Platzieren Sie die Tennisbälle oberhalb der Faust. Legen Sie die miteinander verbundenen Tennisbälle an die Stelle oberhalb der Faust (= das Iliosakralgelenk), sodass sie genau rechts und links von der Mitte sind.

4. Nehmen Sie die Hand weg. Die Tennisbälle bleiben an ihrem Platz, während Sie Ihre Faust wegziehen. Damit sind die Bälle in der richtigen Position.

5. Bleiben Sie 1–3 Minuten lang auf dem Boden liegen. Legen Sie sich auf eine harte Unterlage wie eine dünne Matte oder einen Holzboden. Achten Sie darauf, dass die Tennisbälle nicht verrutschen, und verharren Sie in dieser Position 1–3 Minuten. Diese Übung sollte 1- bis 3-mal am Tag durchgeführt werden.

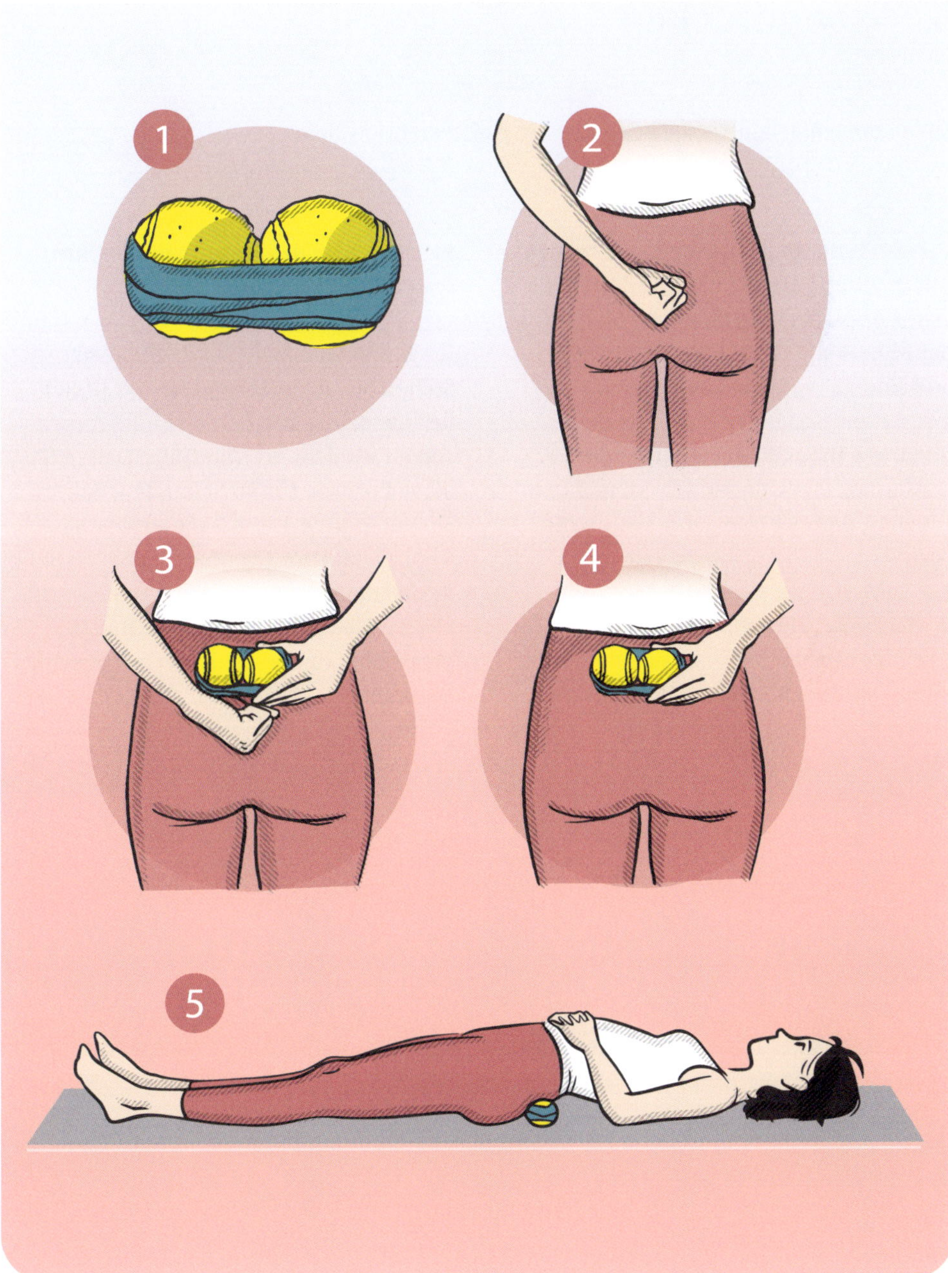
1
2
3
4
5

5. Kissendrücken

Mit einem einfachen Kissen erreichen Sie gleich mehrere Ziele!

Diese Übung stärkt Muskeln, die man im Alltag selten benutzt und die daher bei vielen Menschen geschwächt sind. Darüber hinaus stabilisiert sie die Kniegelenke und lindert wirksam Schmerzen.

Benötigte Utensilien: Ein Sitz- oder Kopfkissen. Verwenden Sie ein nicht zu weiches, dickes Kissen, das Spannkraft besitzt.

1. Klemmen Sie das Kissen zwischen Ihre Knie. Setzen Sie sich auf einen Stuhl, öffnen Sie Ihre Beine schulterbreit und klemmen Sie das Kissen mit den Innenseiten Ihrer Knie ein.

2. Stehen Sie in dieser Position auf. Stehen Sie auf, während Sie das Kissen fest zwischen den Beinen einklemmen, sodass es nicht herunterfällt. Halten Sie diese Position für 30 Sekunden. Führen Sie die Punkte 1 und 2 dieser Übung 1- bis 3-mal am Tag durch. Erhöhen Sie die Wirkung, indem Sie bewusst darauf achten, den inneren Schenkelmuskel (Musculus vastus medialis) fest anzuspannen.

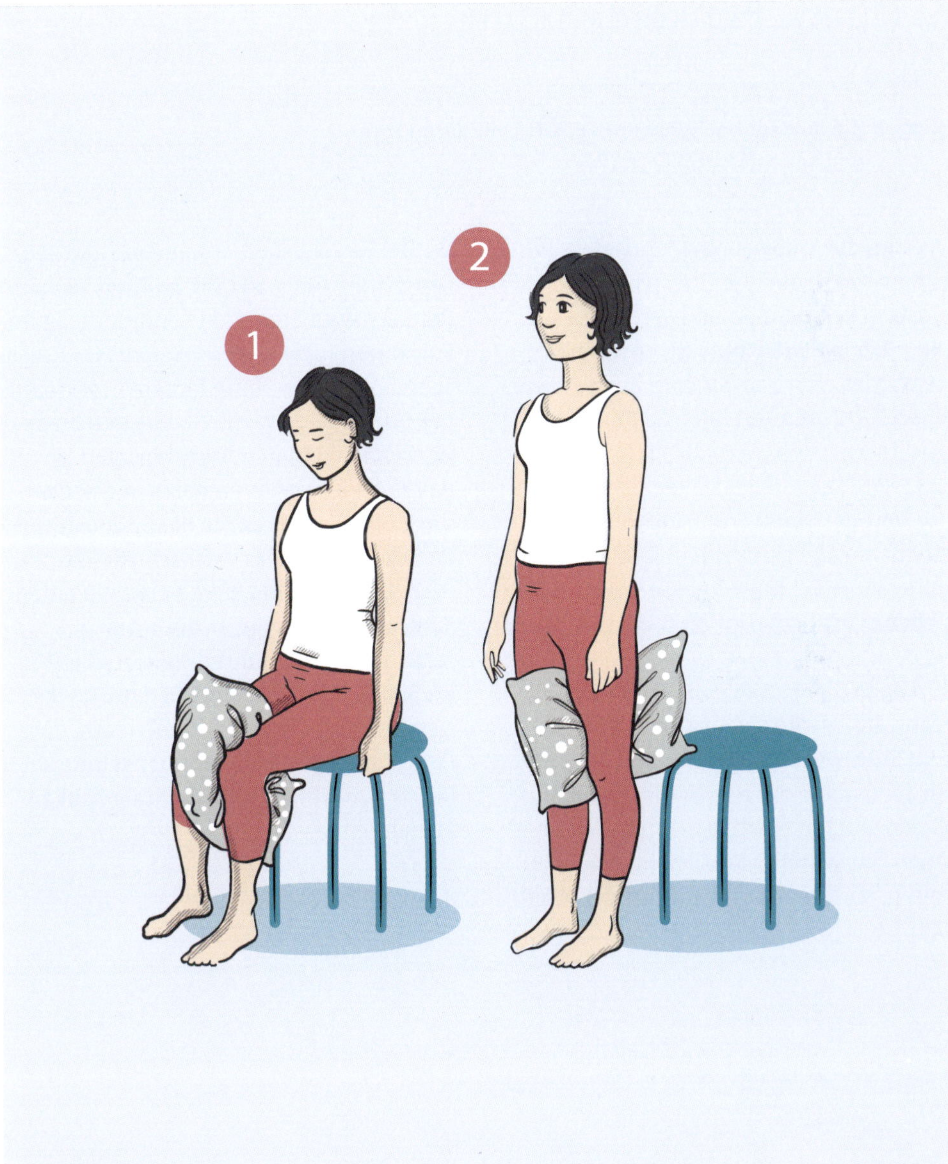
1
2

6. Oberschenkeldehnung

Bringen Sie Ihre Oberschenkelmuskulatur wieder in Form

Oft sind die Knie gebeugt, ohne dass wir es bemerken, und die Oberschenkelmuskeln verspannen und verhärten sich. Diese Übung entspannt sie und macht sie wieder elastisch. Sie hilft auch gegen einen verkrümmten unteren Rücken.

Benötigte Utensilien: Sie benötigen einen Hocker oder einen Stuhl, auf dem Sie Ihre Beine ablegen können. Die Sitzfläche sollte auf Höhe Ihrer Knie sein, wenn Sie stehen.

1. Legen Sie Ihr Schienbein auf den Stuhl. Stellen Sie sich mit dem Rücken zum Stuhl oder Hocker hin und legen Sie ein Schienbein auf der Sitzfläche ab. Die Hände stützen Sie in die Hüften. Wenn es Ihnen schwerfällt, das Gleichgewicht zu halten, stützen Sie sich z. B. an der Wand ab.

2. Beugen Sie das vordere Knie und senken Sie die Hüfte ab. Entspannen Sie das Bein auf dem Stuhl und verändern Sie im Folgenden nicht die Position dieses Knies. Schieben Sie die Hüfte mit Unterstützung der Hände nach vorne und biegen Sie den Rücken nach hinten. Dabei beugen Sie das Knie des vorderen Beins und senken die Hüfte ab. Halten Sie die Endposition 30 Sekunden. Dann wechseln Sie das Bein. Die Position 1 und 2 ergeben einen Satz, den Sie am Tag 1- bis 3-mal auf jeder Seite durchführen sollten. Die Wirkung der Übung steigert sich, wenn Sie sich bewusst darauf konzentrieren, die Linie vom geraden Oberschenkelmuskel bis zu den Hüft- und Iliosakralgelenken zu dehnen.

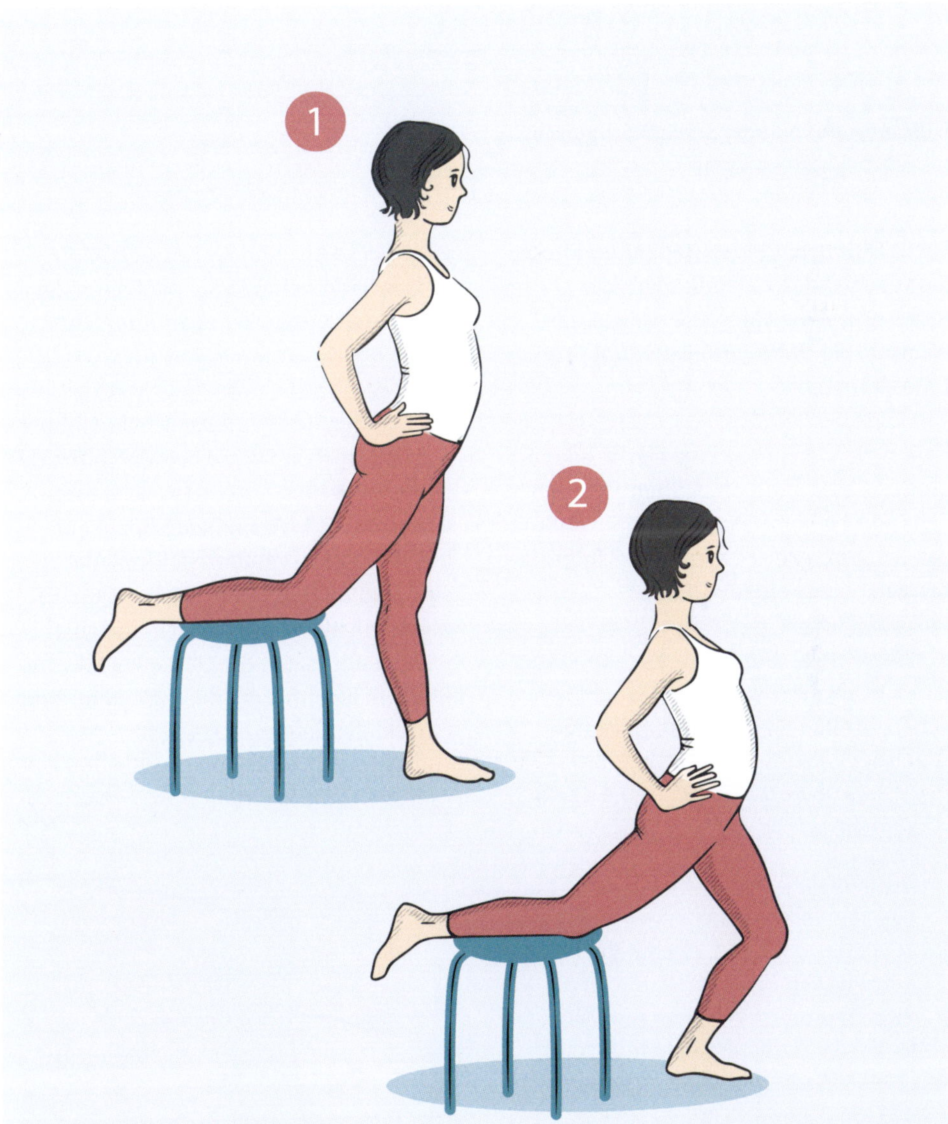
1
2

7. Einwickeln in eine Decke

O-Beine kann man im Schlaf korrigieren!

Diese Übung hat einen doppelten Effekt: Sie verbessert die Dehnbarkeit des Knies und seine Fähigkeit zur Außenrotation. Sie verringern im Schlaf Ihre Knieschmerzen!

Benötigte Utensilien: Eine Decke oder ein großes Badehandtuch. Sollten Sie ein Badehandtuch benutzen, achten Sie darauf, dass es groß genug ist, um den Unterkörper ganz darin einzuwickeln.

1. Wickeln Sie Ihre Beine von oben bis unten in eine Decke. Wenn Sie schlafen gehen, breiten Sie über Ihre Matratze eine Decke aus und setzen sich in die Mitte. Dann nehmen Sie die Enden der Decke und umwickeln damit fest Ihre Beine.

2. Schlafen Sie in dieser Stellung. Zum Schluss stecken Sie die beiden Enden der Decke zwischen die Innenseiten Ihrer Oberschenkel. Wenn beide Beine auf diese Weise in gerader Stellung fixiert sind, schlafen Sie in dieser Position. Es macht nichts, wenn Sie sich im Schlaf wälzen und dabei die Decke verrutscht. Bleiben Sie einfach jeden Abend bis zum Einschlafen in dieser Position.

Hinweis

Sie können Ihre Beine auch zusammenbinden. Wenn es Ihnen zu mühsam ist, sich in eine Decke einzuwickeln, befestigen Sie an Ihren fest geschlossenen Beinen locker ein Band oberhalb der Knie und an den Fußknöcheln. Doch wenn Sie darunter leiden, sich im Schlaf nicht mehr so gut umdrehen zu können, wählen Sie die Deckenmethode.

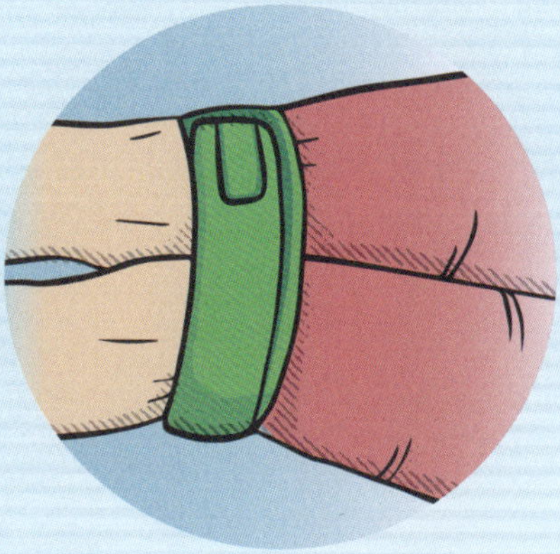

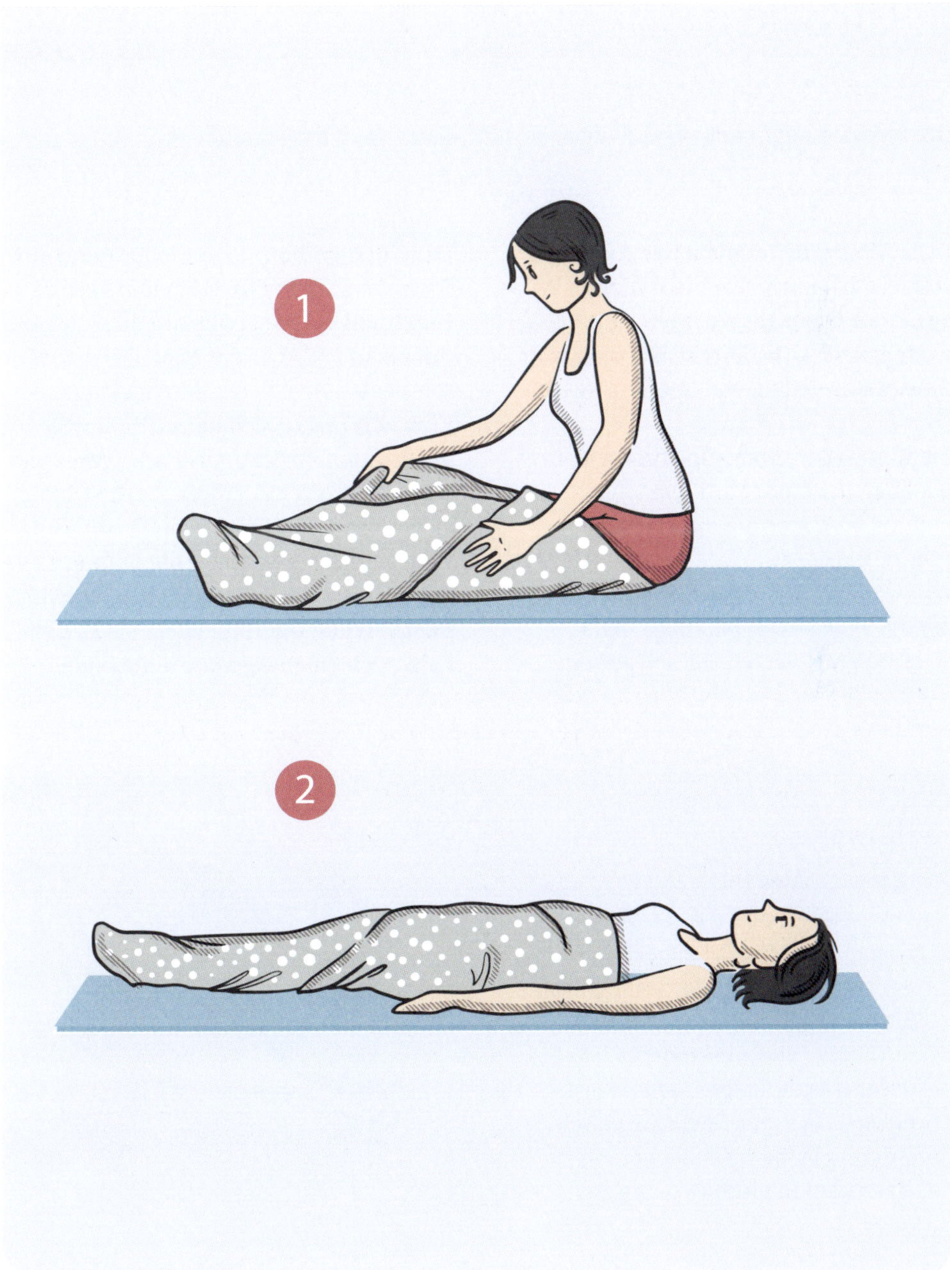
1
2

8. Mit dem Handtuch ziehen

Hier bekommt der Zwillingswadenmuskel eine kleine Wellnessbehandlung.

Diese Übung dehnt nicht nur das Knie, sondern hat auch eine erfrischende Wirkung auf den beanspruchten Zwillingswadenmuskel. Das stabilisiert die Kräfte, die das Kniegelenk von unten stützen.

Benötigte Utensilien: Ein Stuhl und ein Badehandtuch oder größeres Gesichtshandtuch. Achten Sie auf eine ausreichende Länge.

Ziehen Sie mit dem Handtuch den Fuß zu sich heran. Setzen Sie sich auf einen Stuhl und greifen Sie mit jeder Hand ein Ende des Handtuchs. Nachdem Sie das Handtuch in Zehennähe um die Fußsohle des einen Fußes gelegt haben, ziehen Sie mit beiden Armen bei durchgestrecktem Knie den Fuß zu sich heran. Halten Sie die Position 30 Sekunden lang. Wechseln Sie dann die Seite. Führen Sie die Übung 1- bis 3-mal am Tag durch. Die Wirkung wird verstärkt, wenn Sie die Beinmuskeln entspannen und sich vorstellen, wie Ihr Bein von den Oberschenkeln bis zu den Fußknöcheln eine gerade Linie bildet.

Hinweis

Lassen Sie den Fuß nicht nach links oder rechts kippen! Wenn beim Ziehen die Fußknöchel nach links oder rechts gekippt sind, erreichen Sie zum einen keine nennenswerte Wirkung und zum anderen ist das nicht gut für Ihre Sprung- und Kniegelenke und die umliegenden Muskeln. Achten Sie daher auf einen geraden Fuß.

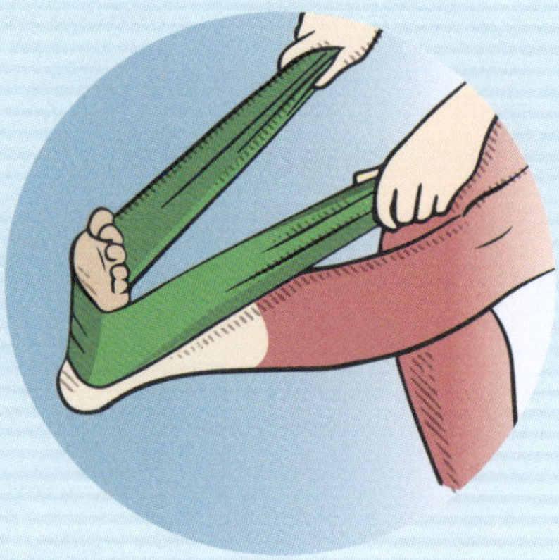

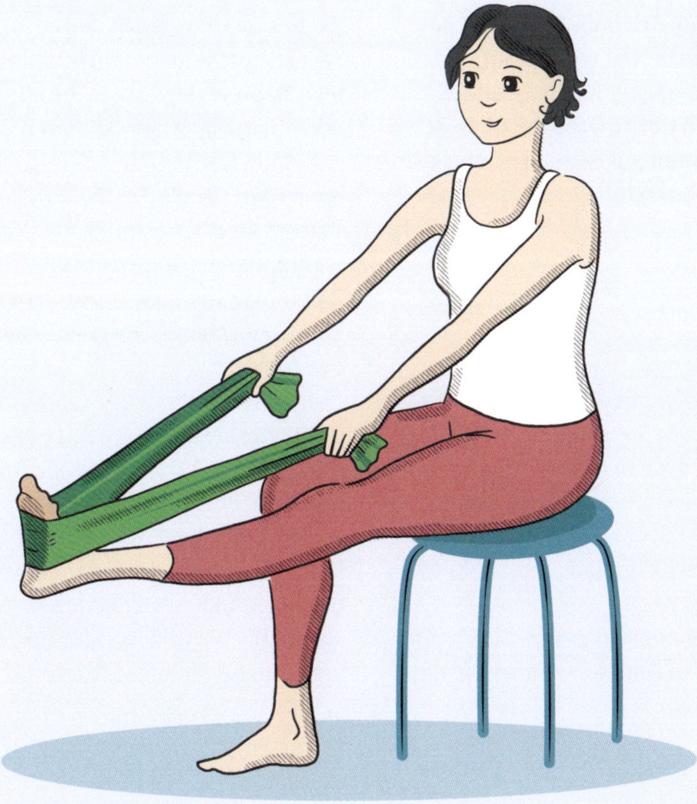

9. Mit dem Fuß auf einen Tennisball drücken

Tennisbälle lassen sich sehr gut zur Verringerung von Knieschmerzen einsetzen.

Mit dieser Übung richten Sie ein eingesunkenes Fußgewölbe wieder auf und tun auch etwas gegen hochstehende Zehen. So kann der Fuß die Belastung beim Aufkommen auf dem Boden besser abfedern, wodurch Knieschäden verringert werden.

Benötigte Utensilien: Ein harter Tennisball

1. Legen Sie den oberen Teil Ihres Fußgewölbes auf den Ball. Stellen Sie sich barfuß auf eine harte Unterlage wie eine härtere, dünne Matte oder den Fußboden und legen Sie den oberen Teil Ihres Fußgewölbes auf den Ball.

2. Verlagern Sie Ihr Körpergewicht langsam auf den Ball. Um zu verhindern, dass Sie das Gleichgewicht verlieren, halten Sie sich leicht an einem Stuhl oder Tisch fest. Dann verlagern Sie Ihr Körpergewicht ganz langsam auf den Ball.

3. Halten Sie die Position, in der der Ball maximal eingedrückt ist. Halten Sie, wenn möglich, die Position, in der der Ball maximal eingedrückt ist. Wenn er herausrutschen sollte, wiederholen Sie den Vorgang.

Dann wechseln Sie die Seite und führen die Übung mit dem anderen Fuß durch. Drücken Sie den Ball immer wieder jeweils etwa eine Minute lang. Die Wirkung der Übung erhöht sich, wenn Sie Ihre Zehen Richtung Boden drücken und sich dabei vorstellen, dass Sie den Ball umschließen und eindrücken.

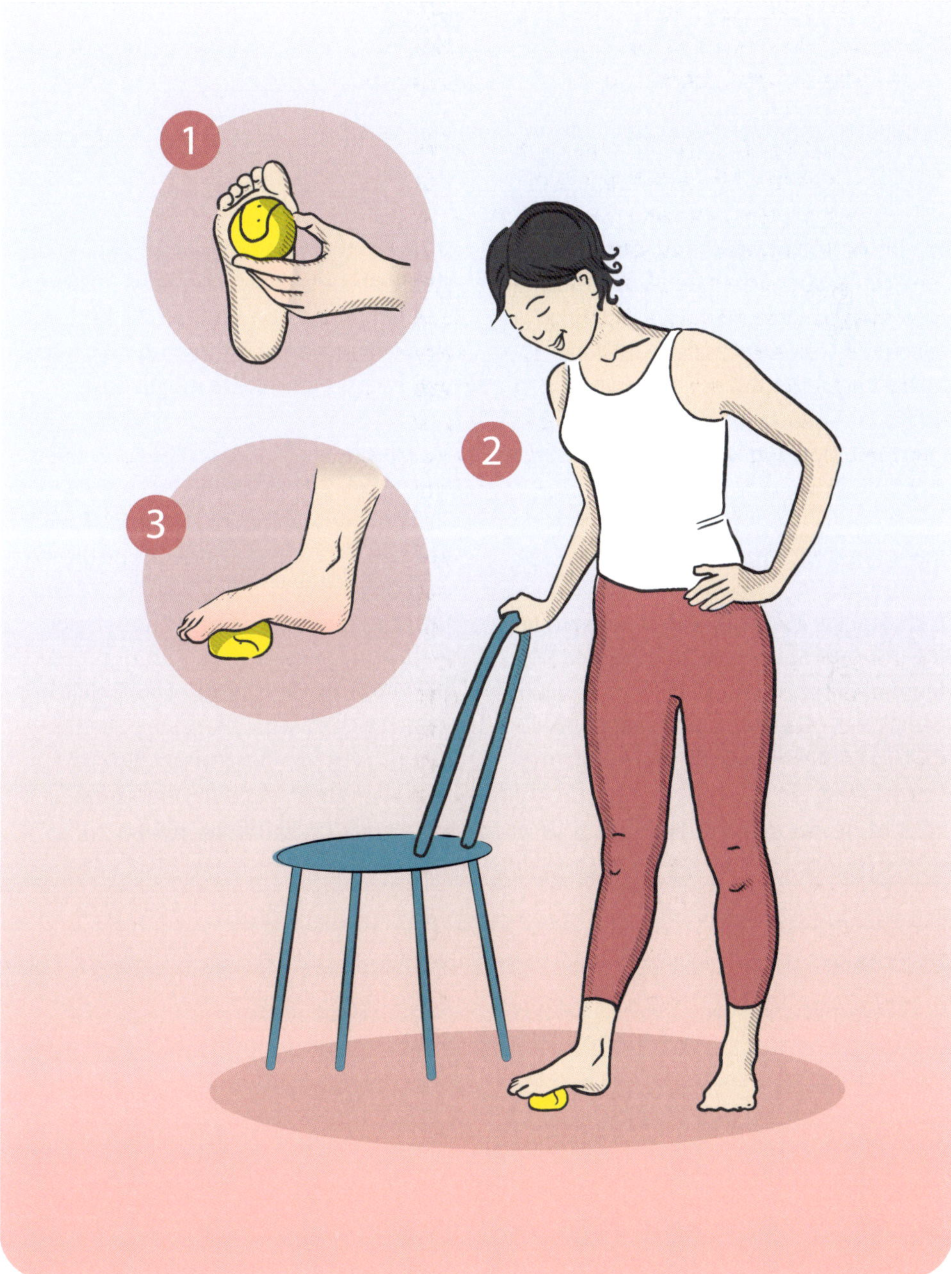
1
2
3

10. Bewegen der Kniescheibe

Verhüten Sie Anlaufschmerzen mit dieser einfachen Übung.

Bei dieser Übung wird die Zirkulation der Gelenkschmiere in den Kniegelenken verbessert und die Wiederherstellung verletzten Gewebes gefördert. Sie ist äußerst geeignet, Anlaufschmerzen bei Kniebewegung zu verhüten, da sie sofort den Bewegungsumfang des Knies vergrößert.

Benötigte Utensilien: Keine

1. Legen Sie Ihre Finger an den Rand der Kniescheibe. Setzen Sie sich auf den Boden und entspannen Sie Ihre Beine. Dann legen Sie die Daumen- und Zeigefingerkuppen beider Hände an den Rand Ihrer Kniescheibe.

2. Bewegen Sie Ihre Kniescheibe. In dieser Position bewegen Sie etwa 30 Sekunden lang mit Ihren Händen die Kniescheibe nach vorne und hinten und nach links und rechts, soweit das möglich ist.

3. Lassen Sie Ihre Kniescheibe kreisen und heben Sie sie an. Als Nächstes lassen Sie die Kniescheibe 30 Sekunden kreisen und drücken sie hoch, als ob Sie sie anheben wollten. Wiederholen Sie den Vorgang mit der anderen Kniescheibe.

Die Wirkung der Übung erhöht sich, wenn Sie sich vorstellen, dass Sie den Raum zwischen der Kniescheibe und dem dahinterliegenden Oberschenkelknochen vergrößern wollen.

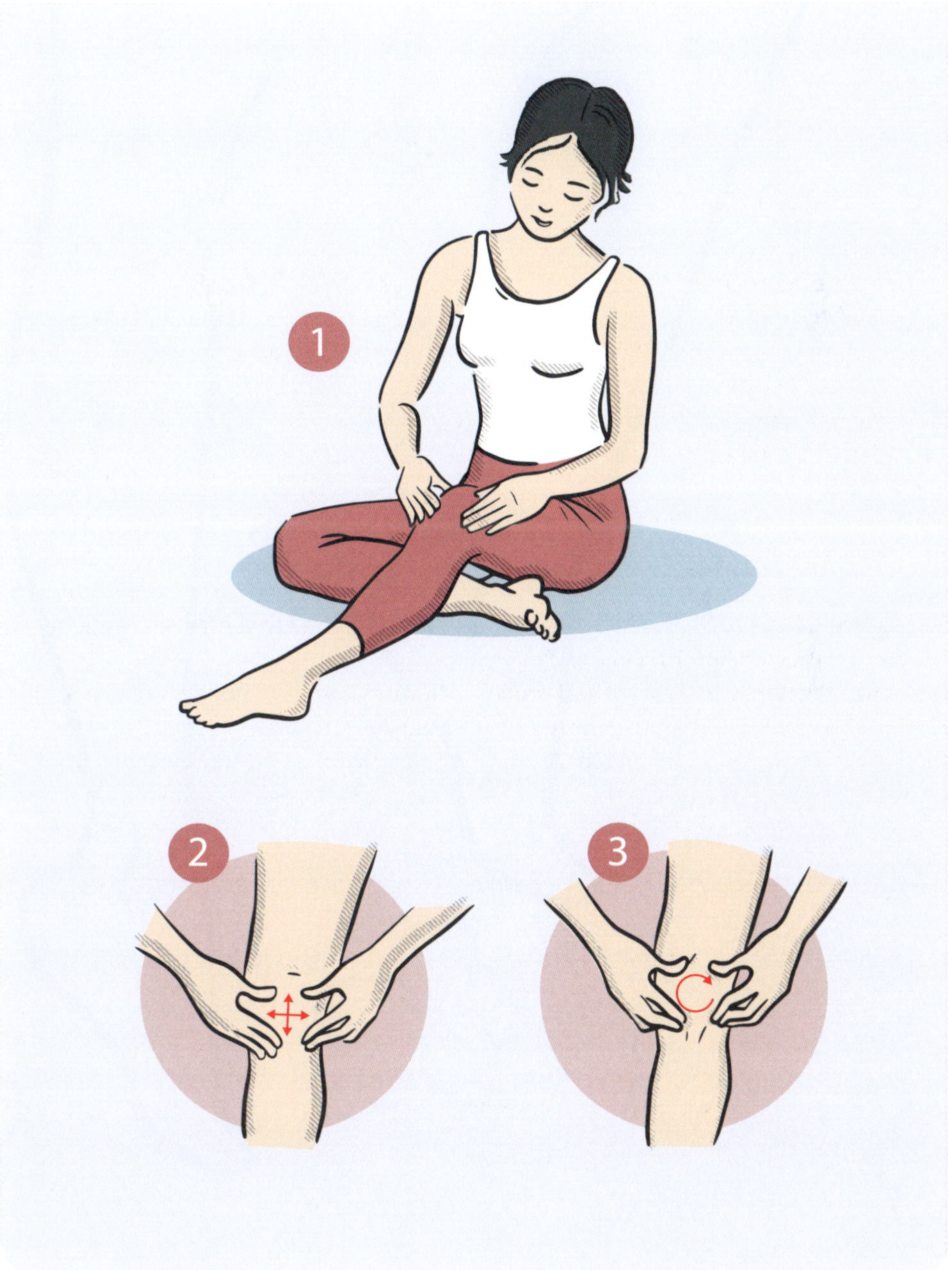
1
2
3

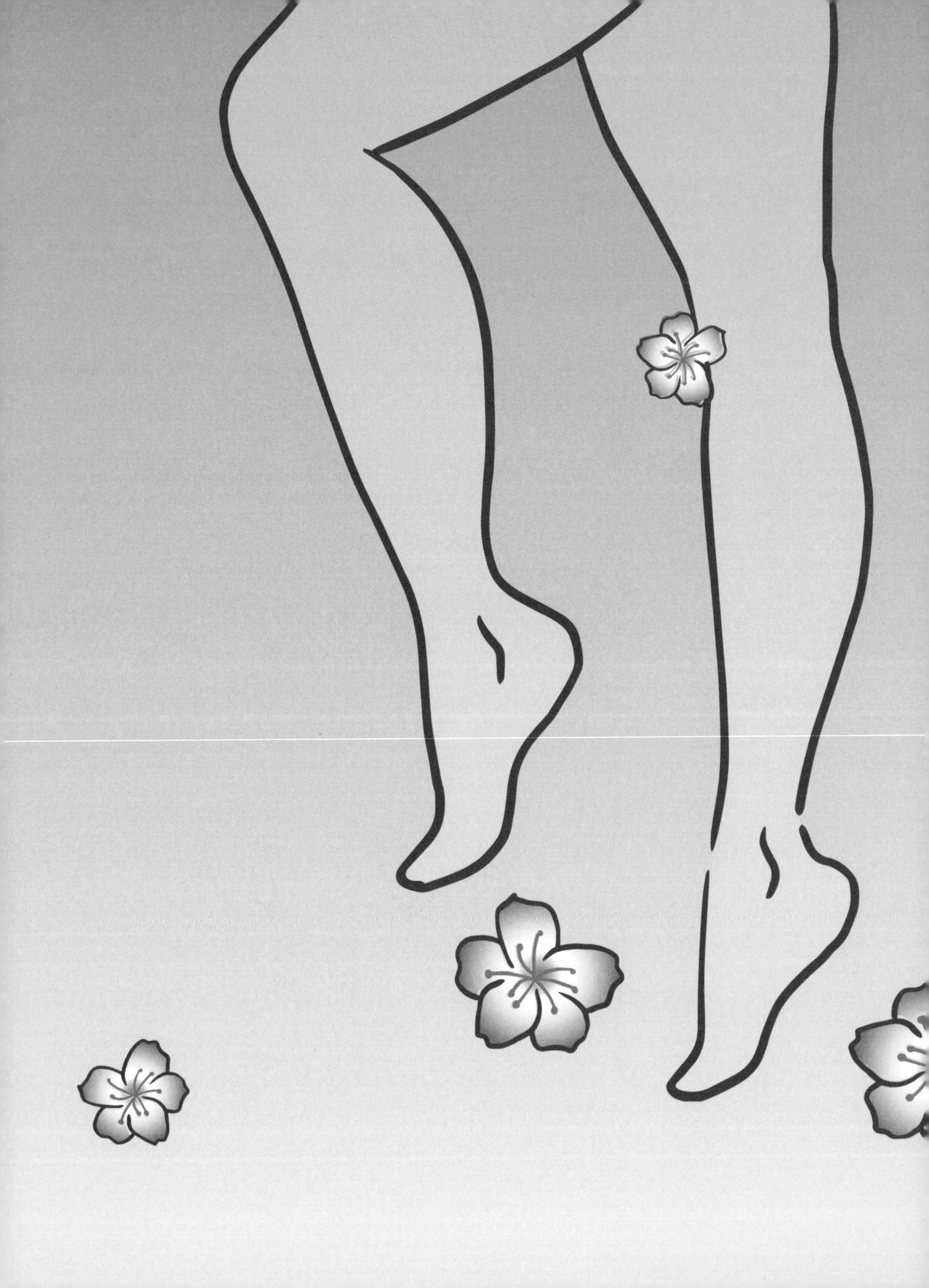

Kniegesundheit leicht gemacht

Es gibt eine Vielzahl von Methoden und Techniken, Knieschmerzen zu vermeiden oder zu lindern. Nehmen Sie Ihr Schicksal in die eigene Hand!

Knieschmerzen selbst heilen!

Die Wahrscheinlichkeit, Ihre Knieschmerzen vollständig zu heilen, können Sie mit diesem Programm deutlich erhöhen. Es basiert auf einer neuen Theorie.

Knieschmerzen haben sich in den letzten Jahren stark verändert. Früher klagten Patienten im mittleren und höheren Alter meist über Schmerzen an der Innenseite des Knies. Doch in letzter Zeit ist die Zahl derer rasant gestiegen, die an Schmerzen in der Mitte der Kniescheibe oder etwas darunter bzw. darüber leiden.

Das ist für mich nicht zu ignorieren, denn es sind Symptome, die bei der typischen degenerativen Kniearthrose nicht auftreten.

Bei der Kniearthrose, die im mittleren und höheren Alter eine der häufigsten Ursachen für Knieschmerzen ist, entstehen hauptsächlich an der Knieinnenseite Schäden. Daher treten auch die ersten Schmerzen in der Regel an der Knieinnenseite auf.

Doch bei den Fällen, die ich in den letzten Jahren gehäuft beobachtet habe, ist das anders.

In der ersten Phase der Knieschmerzen, in der man das Gefühl hat, dass es langsam Zeit wird, einen Arzt aufzusuchen, treten neuerdings Schmerzen auf, die sich vom Muster der degenerativen Kniearthrose etwas unterscheiden. Ich nenne sie daher »Pseudo-Kniearthrose«. Doch wenn ich den Patienten den wahren Grund ihrer Schmerzen erkläre, sind nicht wenige schlicht verblüfft. Die Vorstellung »Mein Knie tut weh, daher habe ich Kniearthrose« scheint sehr stark verwurzelt zu sein.

Auch Sie sind vielleicht fest überzeugt, dass Knieschmerzen mit Sicherheit eine Kniearthrose bedeuten. Ich kann das verstehen, diese Ansicht ist weit verbreitet. Vermutlich werden jedoch bei einem großen Prozentsatz der Patienten, die glauben, dass ihre Knieschmerzen von einer Kniearthrose kommen, die Schmerzen in Wirklichkeit durch eine »Pseudo-Kniearthrose« verursacht.

Daher wünsche ich mir ein neues Bewusstsein dafür, dass man sowohl an einer Kniearthrose als auch an einer »Pseudo-Kniearthrose« erkranken kann und die Knie den jeweiligen Symptomen entsprechend behandeln muss.

Auch jetzt ist es noch nicht zu spät dazu. Lernen Sie die beiden Hauptursachen von Knieschmerzen näher kennen und ergreifen Sie die Gegenmaßnahmen, die ich Ihnen vorstellen werde.

Auf diese Weise erhöhen Sie die Wahrscheinlichkeit erheblich, dass Sie die Knieschmerzen, die Ihnen das Leben schwer machen, aus eigener Kraft heilen können.

Was ist eigentlich eine »Pseudo-Kniearthrose«?

Sprechen wir zunächst darüber, was dieser »Neuaufsteiger« unter den Verursachern von Knieschmerzen eigentlich ist.

Natürlich ist die »Pseudo-Kniearthrose«, eine Krankheit, die an den Kniegelenken auftritt. Doch die Ursache und die damit verbundenen Schmerzen sind an einer anderen Stelle zu finden, als viele möglicherweise denken.

Im Allgemeinen wird das Kniegelenk als ein einziges Gelenk verstanden, das den Oberschenkelknochen mit dem Schienbein verbindet. Doch die Wahrheit ist etwas komplizierter: Strenggenommen nennt man dieses Gelenk offiziell Femorotibialgelenk oder Kniekehlgelenk. Darüber hinaus gibt es ein weiteres Gelenk, das die Kniescheibe mit dem Oberschenkelknochen verbindet, das Patellofemoralgelenk oder Kniescheibengelenk. Das sogenannte Kniegelenk besteht aus diesen beiden Gelenken.

Bei der »Pseudo-Kniearthrose« ist das Patellofemoralgelenk betroffen. Das Gelenk wird steif, das Knie lässt sich schlechter bewegen und es treten Schmerzen auf durch eine Entzündung, die infolge eines Knorpelabriebs entsteht.

Einfach gesagt handelt es sich um einen Schaden am Kniescheibengelenk. Deshalb spürt man als Erstes den Schmerz in der Mitte der Kniescheibe, wo sich das Patellofemoralgelenk befindet.

Darüber hinaus gibt es noch verschiedene andere Gewebeschäden bei dem, was ich als »Pseudo-Arthrose« bezeichne: nämlich Entzündungen der Sehnen (Gewebe, das Muskeln und Knochen miteinander verbindet) und Bänder (Gewebe, das Knochen mit Knochen verbindet und damit die Gelenke stabilisiert) oberhalb oder unterhalb der Kniescheibe.

Werfen Sie einen Blick auf die Abbildung:

An der Kniescheibe setzt die Quadrizepssehne an, in die zwei Muskeln des vierköpfigen Schenkelstreckers übergehen, nämlich der gerade Oberschenkelmuskel und der innere Schenkelmuskel. Das Kniescheibenband (Patellasehne) verbindet die Kniescheibe und das Schienbein. Wenn sich diese Bänder und Sehnen verspannen, verhärten und sich deshalb ihre Funktion verschlechtert oder wenn sie sich entzünden, spürt man Schmerzen.

Das bedeutet, die Schmerzen treten ober- und unterhalb der Kniescheibe auf, weil Quadrizepssehne und Kniescheibenband geschädigt werden. Das ist also eine »Pseudo-Kniearthrose«.

Degenerative Kniearthrose

Als Nächstes wollen wir einen Blick auf die häufigste Ursache von Knieschmerzen werfen, die degenerative Kniearthrose.

Bei der Kniearthrose entstehen die Knieschmerzen durch Probleme am Kniekehlgelenk, das den Oberschenkelknochen mit dem Schienbein verbindet.

Rechtes Bein, Ansicht von vorne: Bänder und Sehnen können Knieschmerzen auslösen.

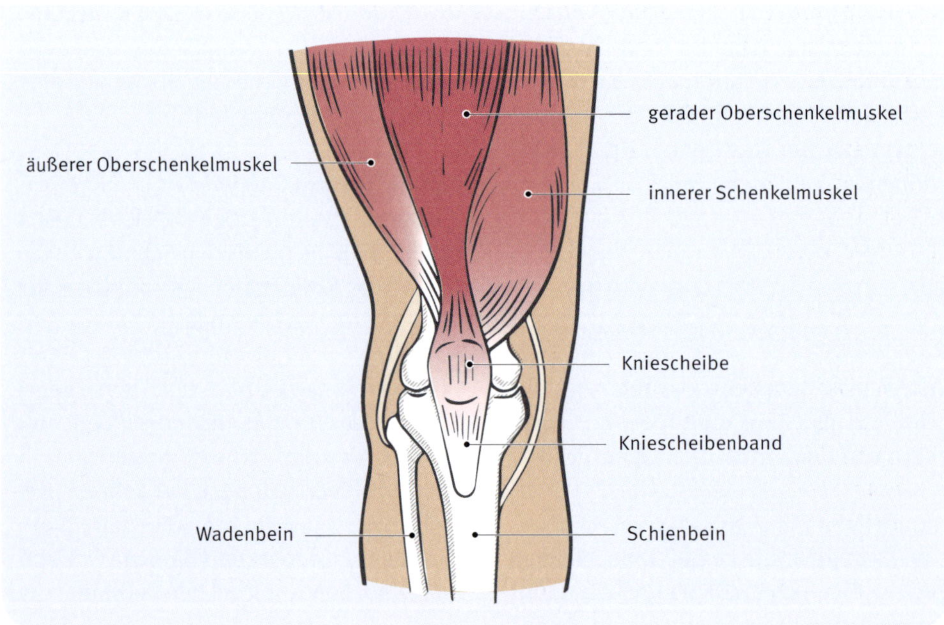

Wenn man hier nicht aktiv wird, verschlechtert sich die Kniearthrose mit Sicherheit rapide und die damit verbundenen Beschwerden werden immer größer.

Im Großen und Ganzen treten die Schmerzen und andere Probleme bei der degenerativen Kniearthrose nach einem festen Muster auf. Zur Veranschaulichung möchte ich kurz auf die verschiedenen beteiligten Gewebe eingehen.

Knorpel (Gelenkknorpel)

Der Knorpel ist das Gewebe, das das untere Ende des Oberschenkelknochens, das obere Ende des Unterschenkels und die Innenseite der Kniescheibe bedeckt, und ist etwa 3–5 mm dick. Er erfüllt verschiedene Funktionen, so federt er – ähnlich einem Kissen – Belastung und Stöße ab, er verhindert, dass die Knochen direkt aufeinandertreffen, und er sorgt für eine reibungslose Bewegung der Gelenke. Sie können sich seine Oberfläche wie einen glatten Schwamm vorstellen.

Meniskus

Der Meniskus ist ein Knorpelgewebe zwischen dem Oberschenkel- und dem Unterschenkelknochen. Wenn man einen Querschnitt des Knies von oben betrachtet, befindet sich der Meniskus an der Innen- und der Außenseite des Knies und sieht wie zwei Halbmondscheiben aus. Wie der Knorpel fängt auch er die Last des Körpergewichts und die Stöße durch den Auftritt auf den Boden ab. Darüber hinaus stabilisiert er das Knie und entscheidet über die Ausrichtung der Kraft.

Gelenkkapsel

Die Gelenkkapsel ist eine sackförmige Membran, die das gesamte Gelenk umhüllt. Ihr Inneres ist mit Gelenkschmiere gefüllt.

Gelenkhaut

Die Gelenkhaut ist eine Membran im gesamten Inneren der Gelenkkapsel. Sie hat die Funktion, Gelenkschmiere abzusondern und zu absorbieren.

Gelenkschmiere (Gelenkflüssigkeit, Synovia)

Die Gelenkschmiere wird von der Gelenkhaut in der Gelenkkapsel hergestellt und versorgt den Knorpel mit Nährstoffen und Sauerstoff. Außerdem fungiert sie als Schmieröl für die Gelenke und unterstützt ihre reibungslose Bewegung. Ihr Hauptbestandteil ist Hyaluronsäure.

Bei einem gesunden Knie arbeiten diese Bestandteile gut zusammen. Doch durch langjährigen Bewegungsmangel, schlechte Haltung und Alter kommt es zur degenerativen Kniearthrose und es treten eine Reihe von Problemen auf.

1. Der Spalt im Gelenk, besonders auf der Innenseite, verengt sich.
2. Die Elastizität des Knorpels und des Meniskus nimmt ab, sie reiben sich im Laufe der Zeit ab und verlieren ihre Pufferfunktion. Dadurch wird die Bewegung des Knies schwieriger und Schmerzen treten auf.
3. Wenn sich Knorpel und Meniskus abreiben, reizen die Splitter die Gelenkhaut und es entsteht eine Entzündung. Dadurch werden die Schmerzen verstärkt.
4. In der Gelenkkapsel wird die übliche Menge an Gelenkschmiere überschritten und sie sammelt sich an. Das Knie schwillt an und wird heiß.
5. Knorpel und Meniskus verschwinden fast vollständig, die Knochen stoßen direkt aufeinander und die Schmerzen verschlimmern sich weiter.
6. Ein Teil der Knochen verformt sich und bildet eine dornförmige Ausbuchtung (Knochensporn). Auf der Oberfläche der Knochen bilden sich kleine Löcher (Knochenzysten), der Schmerz nimmt immer mehr zu.
7. Durch den Versuch, das schmerzende Knie durch das andere zu entlasten, schmerzen nach einiger Zeit beide Knie.

Für die schnell fortschreitende Kniearthrose gilt: Eine frühzeitige Behandlung

Rechtes Bein, Ansicht von vorne: gesundes Knie (1), Knie mit Arthrose (2)

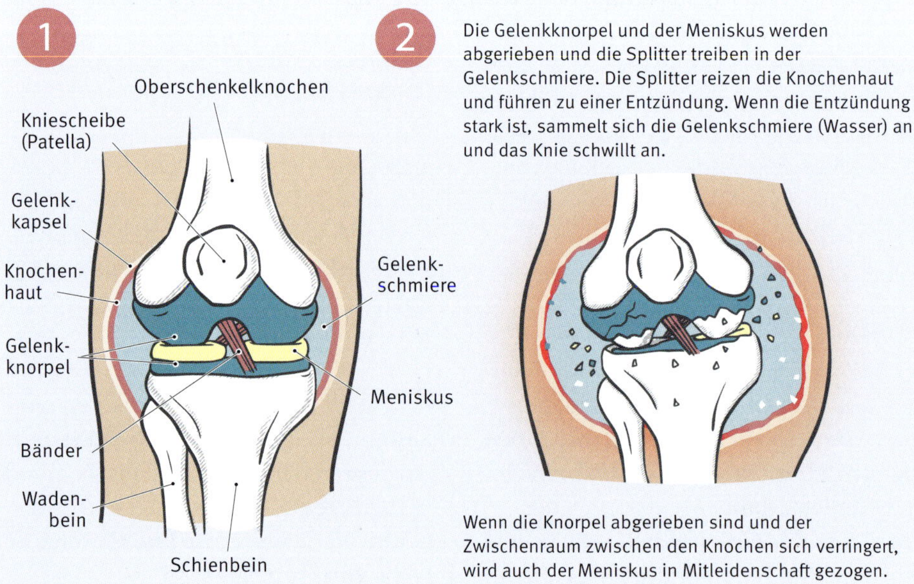

Die Gelenkknorpel und der Meniskus werden abgerieben und die Splitter treiben in der Gelenkschmiere. Die Splitter reizen die Knochenhaut und führen zu einer Entzündung. Wenn die Entzündung stark ist, sammelt sich die Gelenkschmiere (Wasser) an und das Knie schwillt an.

Wenn die Knorpel abgerieben sind und der Zwischenraum zwischen den Knochen sich verringert, wird auch der Meniskus in Mitleidenschaft gezogen.

ist unbedingt notwendig. Wenn das Kniegelenk, das durch die Arthrose anfängt, Schaden zu nehmen, nicht behandelt wird, wird sein Zustand immer schlechter. Eine möglichst frühzeitige Pflege ist unbedingt notwendig.

Frau in den 60ern, Hausfrau

Für diese Dehnübungen braucht man nicht sportlich zu sein

» *Typische Schmerzen bei Kniearthrose in drei Wochen weg! Auch Treppensteigen ist keine Herausforderung mehr.*

Diese Patientin war von je her sehr häuslich, doch in den letzten Jahren kam sie kaum noch aus der Wohnung. Der Grund war, dass sie ihre Einkäufe – eine für sie wertvolle Gelegenheit, nach draußen zu gehen – per Zulieferdienst oder Onlineshopping erledigte.

Letztes Jahr fühlte sie schließlich Schmerzen am Knie und als sie deswegen zum Arzt ging, erhielt sie die Diagnose degenerative Kniearthrose. Sie zeigte mir die dabei gemachten Bilder und tatsächlich war der Raum in ihrem Kniekehlgelenk eng geworden. Auch die verschiedenen Symptome, wie Schmerzen beim Heruntergehen von Treppen, berechtigten zu der Annahme, dass es sich hier um eine klassische Kniearthrose handelte.

Der Arzt empfahl ihr, es erst einmal mit einer konservativen Therapie (Behandlung ohne Operation) zu versuchen, nämlich mit einem Muskelaufbautraining. Im Prinzip ist das richtig, aber im Endeffekt sah das Muskelaufbautraining so aus, dass sie Gewichte an den Fußknöcheln befestigte und im Sitzen die Beine hob und senkte. Wie ich in Kapitel 6 (Seite 80) noch genauer erläutern werde, hat jedoch so ein Muskeltraining kaum Wirkung (Seite 83).

Wie erwartet verbesserten sich ihre Schmerzen nicht, und weil sie es auch nicht gewohnt war, Sport zu treiben, hielt sie noch nicht einmal einen Monat durch.

Daraufhin riet ich ihr, die vier grundlegenden Dehnübungen (Seite 16), wie z. B. die Kniedehnung mit dem Tennisball (Seite 20), zunächst ein-

mal für drei Wochen zu probieren. Nach eigenem Bekunden waren diese Übungen, anders als das vorhergehende Muskeltraining, für sie leicht, und sie konnte sich gut vorstellen, weiterzumachen, weil sie so angenehm waren.

Als sie sie dann tatsächlich durchhielt, verschwanden in diesen rund drei Wochen ihre Knieschmerzen vollständig.

Nachdem ich ihr gesagt hatte, dass auch ein regelmäßiges Mindestmaß an Gehen wichtig sei, ging sie freiwillig fleißig hinaus zum Spazierengehen. Und auch vor dem Treppensteigen hatte sie nicht die geringste Angst mehr.

Ein typisches Beispiel dafür, dass man Kniearthrose selbst heilen kann.

Verlauf bei Kniearthrose und Pseudo-Kniearthrose

Jetzt gehen wir einen Schritt weiter. Ich möchte Ihnen zeigen, wie Sie Ihre Schmerzen, wenn Sie unter einer der im vorhergehenden Kapitel erklärten Ursachen leiden, in Eigenregie beseitigen können. Sie wissen bereits, dass bei der Kniearthrose und der »Pseudo-Kniearthrose« jeweils etwas unterschiedliche Stellen in Mitleidenschaft gezogen werden. Dadurch kann der Eindruck entstehen, dass die beiden grundlegend verschieden sind.

Doch in Wirklichkeit haben sie auch viel gemeinsam: Bei beiden sind meist langjähriger Bewegungsmangel und eine schlechte Haltung der Anfang aller Probleme.

Verlauf bei Kniearthrose

Sehen wir uns einmal konkret an, wie der typische Verlauf einer Kniearthrose ist:

Am ehesten zeigen sich die negativen Folgen von jahrelangem Bewegungsmangel an der Beinmuskulatur. Der innere Schenkelmuskel, der sich an der Innenseite des Oberschenkels befindet und dem Kniegelenk besonders nah ist, wird im Alltag selten gebraucht und bei einem inaktiven Lebensstil nimmt die Kraft dieses Muskels rasch ab.

Wenn die Muskulatur der Schenkelinnenseite schwach wird, wird das Knie von der Muskulatur an der Oberschenkelaußenseite nach außen gezogen und es entstehen O-Beine. O-Beine führen wiederum zu einer Verengung des Raums im Inneren des Kniekehlgelenks, das den Oberschenkelknochen mit dem Unterschenkelknochen verbindet. Bei weiterem Ignorieren des Problems verschleißen nach und nach die inneren Gelenkknorpel und der Meniskus und auch an der Innenseite des Knies treten Schmerzen auf.

Wie bereits erklärt (Seite 41), folgen daraus eine Reihe von Problemen und es kommt zu einer schweren Kniearthrose.

Auch bei schlechter Haltung kommt es zu diesem Verlauf. Wenn sich der untere Rücken krümmt, versucht der Körper das Gleichgewicht zu halten, indem er unwillkürlich im Stand die Knie beugt. Und auch wenn man den Rücken ganz gerade hält, bleiben die Beine im gebeugten Zustand, wenn man z. B. lange am Schreibtisch arbeitet. Das ist eine schlechte Haltung für den Unterkörper.

Gewöhnt man sich so eine Haltung mit angewinkelten Knien an, werden die Kniegelenke mit der Zeit immer steifer werden. Kommt dann als zusätzlicher Faktor dazu, dass sich z. B. durch Bewegungsmangel der Raum innerhalb der Gelenke immer mehr verengt, nimmt die Beweglichkeit des Knies noch weiter ab. Bei gebeugten Knien drehen sich außerdem die Kniescheiben nach außen und die Gefahr von O-Beinen steigt.

Überdies liegt der Schwerpunkt permanent auf der hinteren Innenseite des Knies. Das erzeugt einen sehr starken Druck, der den Abrieb der Knorpel und des Meniskus an der Innenseite beschleunigt.

Verlauf bei Pseudo-Kniearthrose

Wie sieht es nun bei der »Pseudo-Kniearthrose« aus?

Bei Bewegungsmangel werden der innere Schenkelmuskel und der gerade Oberschenkelmuskel nicht genügend benutzt und die damit verbundenen Sehnen des Oberschenkels und Bänder der Kniescheibe altern schneller, als es dem kalendarischen Alter entspricht. Sie verlieren ihre Elastizität und werden hart. Schon bei geringer Krafteinwirkung, die dem Betroffenen ursprünglich nichts ausgemacht hat, entstehen leicht Entzündungen.

Darüber hinaus besteht bei einer Haltung mit ständig angewinkelten Knien ein permanenter Zug auf die Linie gerader Oberschenkelmuskel – Sehne des geraden Oberschenkelmuskel – Kniescheibenbänder und dadurch wird die Kniescheibe nach innen gedrückt. Das bedeutet, dass der Raum im Kniescheibengelenk abnimmt. Natürlich wird dadurch das Kniegelenk immer steifer, es wird in seiner Beweglichkeit eingeschränkt und Schmerzen treten auf. Außerdem entzünden sich die Sehnen des geraden Oberschenkelmuskels und die Kniescheibenbänder schmerzen durch den fortwährenden Zug.

Wenn man sich weiterhin zu wenig bewegt und seine schlechte Haltung beibehält, verschlimmert sich der Zustand der Knie immer mehr. Um eine weitere Verschlechterung bzw. ein Wiederauftreten der Symptome zu verhüten, ist es unerlässlich, seinen Lebensstil zu verändern. Im vierten Kapitel (Seite 66) möchte ich Ihnen dazu konkrete Maßnahmen vorstellen. Weiterhin ist es zur Beseitigung bereits bestehender Schmerzen notwendig, die Schäden, die durch Bewegungsmangel und schlechte Haltung an den Gelenken und den Muskeln entstanden sind, sorgfältig zu reparieren.

Die optimale Methode dafür sind die Dehnübungen (Seite 16), die ich Ihnen im ersten Kapitel gezeigt habe. Sie lindern und beseitigen die Schmerzen.

Frau in den 20ern, Studentin

Kniegelenkgeräusche nicht auf die leichte Schulter nehmen

» *Knackende Geräusche beim Biegen und Strecken verschwanden und zukünftige Kniebeschwerden wurden vermieden.*

Bei dieser jungen Frau traten immer knackende Geräusche auf, wenn sie in die Hocke ging. Sie hatte zwar keine Schmerzen, doch ihre Eltern machten sich Sorgen, weil diese Geräusche so laut waren, und brachten sie zu mir. Es ist überraschend wenig bekannt, warum die Knie Geräusche von sich geben. Das Symptom tritt auf, wenn man viel die Knie anwinkelt, und hängt mit der permanenten Anspannung der Sehnen des geraden Oberschenkelmuskels und des inneren Schenkelmuskels zusammen. Dies führt dazu, dass die Sehnen, die eigentlich nicht an das Kniescheibengelenk kommen sollten, daran streifen. Das ist der Grund für knarzende Knie.

Nicht wenige glauben, wenn es nur knarzt, aber nicht wehtut, ist das kein Problem. Auch unsere junge Frau war dieser Meinung.

Doch unbehandelt werden die Sehnen immer mehr beschädigt und es kann zu Entzündungen und Schmerzen kommen.

Weiterhin bedeutet dieses Geräusch, dass das Kniescheibengelenk bei der Bewegung keinen Spielraum mehr hat. Der Raum im Gelenk wird immer enger, die Knorpel reiben sich ab und dann treten häufig auch Schmerzen auf. Aus diesen Gründen ist es am besten, in diesem frühen Stadium schon etwas für seine Knie zu tun.

Die junge Frau fing an, Dehnübungen zu praktizieren, wie die Kniedrück-Dehnung, die Oberschenkeldehnung oder die Übung in der Badewanne. Auf diese Weise waren die Kniegeräusche nach einem Monat fast verschwunden. Nicht nur sie, auch ihre Eltern freuten sich darüber, dass sie auf diese Weise zukünftige Knieschmerzen vermieden hat.

Operationen durch Eigeninitative vermeiden

Eine Operation gegen Knieprobleme sollte meiner Meinung nach die allerletzte Option sein, wenn alle anderen Mittel ausgeschöpft sind. An sich ist eine Operation bei Kniearthrose zwar nichts Schlimmes. Doch eine Operation belastet immer den Körper.

Bei der Operation im Falle von Kniearthrose werden O-Beine korrigiert, indem man entweder etwas vom Schienbeinknochen abschneidet und ihn dann wieder anfügt (valgisierende Osteotomie) oder die abgenutzten Teile des Kniegelenks entfernt und ein künstliches Kniegelenk einsetzt. Beides sind Operationen, die den Körper durchaus belasten.

Arthroskopische Operationen, bei denen ein Endoskop (ein Gelenkspiegel) eingeführt und das Gelenkinnere gesäubert wird, sind ein minimalinvasiver Eingriff, daher ist die Belastung für den Körper nicht so hoch, doch die Besserung der Symptome hält nicht lang an. Daher werden sie heutzutage nicht mehr so häufig vorgenommen.

Eines ist klar: Egal mit welcher Operationsmethode man die Knieschmerzen vorläufig beseitigt hat, wenn die Bewegungen und die Gewohnheiten, die dem Knie schaden, nicht verbessert werden und man kein Bewusstsein für die richtigen Gewohnheiten für das Knie entwickelt, fängt die Knieschmerzen-Geschichte unweigerlich wieder an.

Ich habe in meiner Praxis viele Patienten gesehen, die, ohne groß zu überlegen, in eine Knieoperation eingewilligt haben und bei denen die Knieschmerzen etwas später wieder aufgetreten sind.

Mit anderen Worten, eine Operation ist nicht die einzig richtige Lösung und es ist nicht garantiert, dass sie die Knieschmerzen von Grund auf heilt. Außerdem kommt eben, wie gesagt, auch eine »Pseudo-Kniearthrose« als Ursache für die Beschwerden in Frage.

In diesem Fall entsteht das eigentliche Problem an der Sehne des geraden Oberschenkels, den Kniescheibenbändern und dem Kniescheibengelenk. Mit einer Elastographie, einem speziellen Ultraschallverfahren, wie wir es in unserer Klinik einsetzen, kann man Entzündungen der Sehnen und Bänder feststellen. Doch auf einem Röntgenbild sieht man sie nicht, stattdessen werden Verformungen der Knochen abgebildet.

Da eine Verformung der Knochen bei 60 % der Menschen in den 40ern und 90 % der Menschen in den 60ern auftritt, ist eine Entdeckung von Verformungen der Knochen des Kniegelenks kein Wunder. Doch selbst eine krankhafte Veränderung der Knochen führt nicht unmittelbar zu Schmerzen. Wenn die Funktion des Gelenks erhalten werden kann, ist das eigentlich kein großes Problem.

Von ärztlicher Seite wird diese Verformung jedoch sehr ernst genommen und es wird zu einer Operation geraten. Viele Patienten, denen diese unnötige Operation empfohlen wurde, kommen in meine Kliniken, um sich beraten zu lassen. Ich kläre sie dann ausführlich über ihren tatsächlichen Zustand und ihre Optionen auf. Danach entschließen sie sich meist selbst, die Operation zu unterlassen und mit geeigneten Maßnahmen die Schmerzen an ihren entzündeten Sehnen und Bänder zu beseitigen. Viele von ihnen praktizieren die in Kapitel 1 vorgestellten Übungen (Seite 16) und bringen selbstständig ihre Schmerzen zum Verschwinden.

Wenn die Selbstbehandlung wirklich nicht funktionieren sollte, gibt es noch eine spezielle Möglichkeit, die ich noch erläutern werde: die Druckwellentherapie.

Halten Sie deshalb, bevor Sie sich für eine Operation entscheiden, einen Moment inne und überlegen Sie gut, ob Sie wirklich alles getan haben, um Ihre Schmerzen zu beseitigen. Falls Sie das Gefühl haben, es könnte noch etwas möglich sein, probieren Sie die Selbstbehandlung für drei Monate bis zu einem halben Jahr aus. Sollten sich dann immer noch keine Anzeichen für eine Besserung einstellen, können Sie sich immer noch operieren lassen.

Lösen Sie jetzt Ihre Knieprobleme!

2007 wurde von der Japanese Orthopedic Association der Begriff »Locomotive Syndrome« (auch: LoS) für Einbußen der Beweglichkeit durch Probleme des Bewegungsapparates eingeführt. Kurz erklärt ist das ein Zustand, bei dem das Risiko, bettlägerig und pflegebedürftig zu werden, hoch ist, weil sich die Funktion der Gelenke, Knochen, Muskeln usw.

verschlechtert. Personen mit Beweglichkeitseinbußen gelten als Vorhut der Pflegefälle. Es wird geschätzt, dass allein in Japan davon 47 Millionen Menschen betroffen sind. Daher ist es ganz natürlich, dass in einer Zeit hoher Lebenserwartung verstärkt der Blick auf dieses Syndrom gelenkt wird.

Ich möchte Sie eindringlich ermahnen: Nehmen Sie ernst, dass Knieprobleme direkt zu einem Locomotive Syndrome führen, und kümmern Sie sich gründlich um Ihre Beschwerden.

Gelenke haben eine natürliche Lebensspanne, in der sie ihre Funktion in normalem Ausmaß erfüllen. Wenn man nichts für sie tut, ist diese Lebenszeit für Kniegelenke mit 65–75 Jahren erreicht.

Wenn ein Gelenk steif wird, sich nicht mehr richtig bewegen lässt und schmerzt, weiten sich die Beschwerden wie umfallende Dominosteine auf alle Gelenke im Körper aus. Drei sehr wichtige Gelenke beim Menschen sind das Kopfgelenk (Verbindung zwischen Halswirbelsäule und Schädel), die Lendenwirbelgelenke und das Kniegelenk. Bei Frauen verschlechtert sich die Funktion der Gelenke in der Reihenfolge Kopf → Lendenwirbel → Knie, bei Männern in der Reihenfolge Lendenwirbel → Kopf → Knie.

Mit anderen Worten, wenn Sie über 65 sind und neben Schmerzen im unteren Rücken und Nackenschmerzen auch von Knieschmerzen geplagt sind, stehen Sie kurz vor dem Locomotive Syndrome und sind in einer sehr ernsten Situation.

Man neigt bei Knieschmerzen dazu, eine Schonhaltung einzunehmen, nach dem Motto: »Es tut weh, mein Knie zu bewegen, also bewege ich es möglichst nicht.«

Doch bei all den Patienten mit Knieschmerzen, mit denen ich im Laufe der Jahre zu tun hatte, habe ich noch keinen einzigen Fall gesehen, der mit einer Schonhaltung seine Probleme gelöst hat. Wenn man sein Kniegelenk aus Angst vor Schmerzen nicht bewegt, nimmt seine Beweglichkeit immer mehr ab und es wird steif. Durch den Bewegungsmangel verschlechtern sich die Funktionen der Muskeln, Sehnen und Bänder und auch die Durchblutung. Dadurch werden die Schmerzen natürlich nicht besser.

Hinzu kommt: Je länger man sich ruhig hält, desto mehr richtet man seine Aufmerksamkeit auf die Schmerzen. Man wird überempfindlich selbst gegen kleine Schmerzen, die man bei einer normalen Lebensführung gar nicht beachten würde.

Um so eine Situation zu vermeiden, sollten Sie in die Offensive gehen, sich im Rahmen Ihrer Möglichkeiten bewegen und Maßnahmen zur Selbstbehandlung ergreifen. Bei gründlicher und ausdauernder Pflege lässt sich die Lebensdauer der Gelenke um mehr als zehn Jahre verlängern. Auch wenn Sie vielleicht schon über 65 Jahre alt sind, auch wenn Sie bereits Rücken- und Nackenschmerzen kennen, durch die Erhaltung der ursprünglichen Funktion der Kniegelenke können Sie dem Schicksal entgehen, bettlägerig und pflegebedürftig zu werden. Daher bewaffnen Sie sich mit geeigneten Methoden zur Selbstbehandlung, lösen Sie damit Ihre Knieprobleme und entkommen Sie dem Locomotive Syndrome.

Mann in den 60ern, arbeitslos

Was tun bei geschwollenen Knien?

» *Schmerzen und Schwellungen am Knie verschwanden innerhalb von drei Monaten! Auch ein Stock zum Gehen war nicht mehr nötig. So fühlt sich Gesundheit an!*

Dieser Patient hatte nicht nur Knieschmerzen am linken Knie, es machte ihm auch zu schaffen, dass es geschwollen war. Daher ging er häufig zu seinem Hausarzt und ließ sich dort sein Knie punktieren.

Ich persönlich finde, dass ein geschwollenes Knie zu negativ gesehen wird. Für den Betroffenen mag es ein Ärgernis sein, doch vom Standpunkt des Körpers aus gesehen ist es eine Schutzreaktion, um einen weiteren Abrieb der Gelenkknorpel und der Menisken zu verhindern.

Das heißt, es ist wichtig, das dahinter liegende Problem, nämlich dass der Raum in den Gelenken eng wird und dadurch die Knorpel und Menisken abgerieben werden, zu lösen. Anderenfalls wird die Flüssigkeit im Knie, selbst wenn man sie noch so oft ableitet, sich wieder ansammeln und das Knie wird erneut anschwellen. Auch diesem Patienten habe ich das erläutert.

Daraufhin hörte er auf, sich selbst bei kleinen Schwellungen punktieren zu lassen. Stattdessen trug er Bandagen und elastische Binden und bekämpfte so die Schwellungen. Nur wenn seine Knie bei leichtem Anwinkeln schon schmerzten, wie beim Sitzen auf der Toilette, ließ er sich noch punktieren.

Gleichzeitig führte er die Dehnübungen durch und änderte seine Lebensgewohnheiten.

Nach etwa drei Monaten verschwanden seine Knieschmerzen und Schwellungen fast vollständig. Er brauchte auch seinen Stock nicht, den er sich vorsichtshalber zugelegt hatte in der Meinung, es wäre langsam Zeit dafür, und ging aus eigener Kraft. Auch an der Gartenarbeit, die er schon aufgegeben hatte, konnte er sich wieder erfreuen.

Der Erfolg einer Behandlung erhöht sich stark, wenn man den Mechanismus hinter einem geschwollenen Knie versteht und darauf aufbauend die Selbstbehandlung durchführt.

Die Wirkung der Übungen

Warum verschwinden Schmerzen durch einfache Gymnastik? In diesem Kapitel erkläre ich, warum die Dehnübungen aus dem ersten Kapitel so effektiv wirken.

Führen Sie einmal einen kleinen Knie-Check aus. Er dauert nur eine Sekunde.

Richten Sie Ihren Blick nach unten und stellen Sie fest, in welchem Zustand Ihre Knie sich gerade befinden.

Gut, damit ist die Überprüfung beendet.

In welcher Haltung sind Ihre Knie? Bei über 95 % aller Menschen dürften die Knie zu einem gewissen Grad angewinkelt sein.

Was soll das, fragen Sie sich? Ich möchte, dass Sie sich bewusst machen, dass wir normalerweise ständig die Knie angewinkelt haben und sie nicht durchstrecken. Unwillkürlich beugen wir unsere Knie, ob wir sitzen, schlafen oder gehen, ja selbst beim Stehen haben wir noch gebeugte Knie. Es ist für uns ganz selbstverständlich, immer nur die Bewegung auszuführen, die dem Knie leichtfällt, nämlich die Beugung, und nicht die, mit der es sich schwertut, die Streckung.

Strecken Sie die Knie richtig durch

Wie ungesund eine Haltung mit gebeugten Knien ist, habe ich bereits im vorhergehenden Kapitel ausführlich erklärt.

Hat man die Angewohnheit, ständig seine Knie zu beugen, werden sie überraschend schnell steif. In der medizinischen Fachsprache nennt man das »Kontraktur«. Die Knie bleiben dauerhaft im gebeugten Zustand und lassen sich nicht mehr durchstrecken. Auf diese Weise wird der Bewegungsradius immer kleiner, bis sich das Knie zum Schluss gar nicht mehr bewegen lässt.

Außerdem führt eine ständige Beugung der Knie leicht zu O-Beinen, der Körperschwerpunkt gerät aus dem Gleichgewicht und die Schäden an den Gelenkknorpeln und Menisken nehmen zu. Auch die Bänder und Sehnen um das Knie herum werden in Mitleidenschaft gezogen.

Daher sollten Sie bei der Selbstbehandlung der Knie damit anfangen, die Knie richtig durchzustrecken. Es gibt nichts Wichtigeres, als dauerhaft gebeugte Knie zu korrigieren. Das könnte man als eiserne Regel bezeichnen.

Deshalb habe ich Ihnen gleich zu Anfang dieses Buches im ersten Kapitel die Kniedrück-Dehnung (Seite 16) vorgestellt, die sehr effektiv die Knie streckt. Dabei werden die Knie stark gedehnt, indem man die Hand auf das Knie legt, das Körpergewicht darauf stützt und fest auf das Knie drückt. Behandeln Sie damit vor allem schmerzende Knie gründlich.

Wenn Sie Knieschmerzen haben, fragen Sie sich vielleicht, ob man wirklich mit so viel Druck sein Knie dehnen darf. Die Antwort lautet ganz kurz und bündig: Ja, das ist kein Problem.

Vielleicht haben Sie bereits bis zu einem gewissen Grad eine Kontraktur und es fällt Ihnen schwer, Ihr Knie durchzustrecken. Oder Sie glauben an die weitverbreitete Irrlehre, dass man die Knie immer etwas gebeugt lassen sollte. Möglicherweise fällt Ihnen aber die Haltung mit leicht angewinkelten Knien einfach nur leichter. Doch wenn Sie dadurch vernachlässigen, Ihre Knie durchzustrecken, wird ihr Zustand– wie ich nicht müde werde zu betonen – immer schlechter.

Die Kniedrück-Dehnung ist so angelegt, dass es unwahrscheinlich ist, sich eine Verletzung zuzuziehen. Nebenbei bemerkt lassen sich manche Turner sogar von ihren Kollegen direkt auf die Knie steigen, damit ihre Beine ganz gerade werden und ihre Vorführung gut aussieht.

Natürlich hat alles seine Grenzen. Da Sie die Dehnung selbst ausführen, werden sie diese mit Sicherheit spüren. Hören Sie auf, bevor es wirklich wehtut, und dehnen Sie zu einem Grad, der noch angenehm schmerzt. Wenn Sie das jeden Tag fortsetzen, ist das die optimale Knie-Pflege.

Die Beweglichkeit der Knie verbessern

Wie bereits ausgeführt, bemerkt man selbst üblicherweise nicht, dass man mit gebeugten Knien herumläuft. Das gilt umso mehr in der Phase, in der man (noch) keine Knieschmerzen hat. Aber auch Menschen, die bereits gelegentlich

Schmerzen haben, schenken ihren Knien im Alltag nicht allzu viel Aufmerksamkeit. Daher fällt es ihnen auch nicht auf, dass sie ihre Knie schon nicht mehr richtig durchstrecken können und die Kniearthrose schon begonnen hat.

Doch praktisch jeder bemerkt, wenn er die umgekehrte Bewegung nicht mehr ausführen kann, nämlich die Knie anwinkeln. Auch daran erkennt man, dass man im Alltag ständig seine Knie beugt. Eins ist sicher: Wenn man die Knie weder strecken noch beugen kann, ist das ein Alarmzeichen, dass sich die Funktion der Kniegelenke noch einmal verschlechtert hat gegenüber dem Zustand, in dem lediglich die Streckung nicht möglich war.

In diesem Fall ist es notwendig, beides zu üben, sowohl das Durchstrecken des Knies bis zu seinem Maximum als auch das weitestmögliche Anwinkeln. Dafür habe ich die Übung »Knie beugen und strecken in der Badewanne« (Seite 18) konzipiert. Es klingt vielleicht etwas merkwürdig, wenn ich das selbst sage, aber diese Übung ist außergewöhnlich effektiv.

Zum einen wird die Übung ausführt, wenn man durch das Bad gut aufgewärmt ist. Dadurch spüren auch Menschen, deren Knie so sehr schmerzen, dass sie sie kaum anwinkeln oder strecken können, weniger Beschwerden und können ihre Gelenke bewegen. Hier wirkt schon der schmerzlindernde Effekt des Bades.

Zum anderen sind die Gelenke flexibler als sonst, daher lässt sich der Bewegungsspielraum vergrößern, indem man die Knie jeweils zu ihrem Maximum streckt und beugt.

Der Bewegungsumfang kann noch weiter erhöht werden, indem man zusätzlich die Fersensitz-Version in die Übung einbaut.

Allerdings kann es vorkommen, dass die Größe der Badewanne nicht ausreicht, um seine Knie ganz durchzustrecken. Dann können Sie die Übung variieren, indem Sie zunächst in den Fersensitz gehen, Ihren Po dann aber seitlich der Unterschenkel ablegen (Seitsitz). 30 Sekunden die Position halten → in den Fersensitz gehen für 30 Sekunden → wieder 30 Sekunden lang in den Seitsitz gehen. Beenden Sie die Übung mit maximal gestreckten Knien (oder dem Seitsitz).

Vergleicht man die beiden Bewegungen Beugen und Strecken, ist v. a. das Strecken wichtig, und darauf sollte auch der Schwerpunkt gelegt werden. Mit der Reihenfolge Strecken → Beugen → Strecken können Sie den Zustand der Kniegelenke am wirksamsten verbessern.

Dehnung für beide Hauptursachen

Wenn die Kniedehnung mit dem Tennisball (Seite 20) konsequent täglich ausgeführt wird, scheuern im Kniegelenk die Knochen nicht aneinander und der Raum zwischen ihnen, der so eng geworden ist, dass sie aneinander reiben, weitet sich wieder. Die Folge ist, dass das steif gewordene Kniegelenk sich wieder gut bewegen lässt und der Bewegungsumfang des Knies zunimmt.

Gleichzeitig kann sich die Gelenkflüssigkeit, die die Fähigkeit hat, das geschädigte Gewebe zu reparieren, in der gesamten Gelenkkapsel verteilen. Dadurch erlangen die Menisken und die Gelenkknorpel wieder ihre ursprüngliche Pufferfunktion. Man kann das mit einem alten, trockenen, spröden Schwamm vergleichen, der durch die Aufnahme von Feuchtigkeit wieder brauchbar wird.

Die Wirkung ist stärker, als Sie vielleicht denken. Unter den Patienten meiner Kliniken gibt es viele, denen vom Arzt gesagt wurde, dass sie die Hyaluron-Spritzen, die sie immer bekommen haben, nicht mehr brauchen, und die sich darüber freuen, dass sie ein Fortschreiten der Arthrose verhindern konnten.

Im Anfangsstadium der Arthrose bestehen gute Aussichten, dass Sie allein mit dieser Übung die Schmerzen beseitigen können. Außerdem können Sie mit dieser Selbstbehandlungsmethode die Sehnen des vierköpfigen Schenkelstreckers und die Kniescheibenbänder gut dehnen.

Wie ich Ihnen im zweiten Kapitel erklärt habe, ist die Verspannung und Verhärtung der Sehnen und Bänder ober- und unterhalb der Kniescheibe eine Ursache für Knieschmerzen. Durch diese Übung kann man sie entspannen und ihre Elastizität wiederherstellen.

Bei meinen Patienten verschwinden tatsächlich allein durch diese Dehnung die Schmerzen an den Sehnen des vierköpfigen Schenkelstreckers. Darunter war sogar einer, der berichtete, schon nach einem Mal seien die Schmerzen kaum noch spürbar gewesen.

Mit dieser Übung lassen sich also beide Hauptursachen für Knieschmerzen, die Kniearthrose und die »Pseudo-Kniearthrose«, sehr gut bekämpfen.

In Verbindung: Knie und Rücken

Gelenke bewegen sich nicht isoliert voneinander, sondern die verschiedenen Gelenke des ganzen Körpers arbeiten im Zusammenspiel.

Aus diesem Grund zieht die Zustandsverbesserung eines Gelenkes auch eine Verbesserung damit zusammenhängender

Gelenke nach sich. Und umgekehrt gilt natürlich auch: Verschlechtert sich der Zustand eines Gelenks, hat das negative Auswirkungen auf die Gelenke, die mit ihm zusammenarbeiten.

Die Gelenke des unteren Rückenbereichs arbeiten mit den Kniegelenken zusammen. Die Gelenke dieses Bereichs bestehen aus den sieben Lendenwirbelgelenken und den Iliosakralgelenken, die den Übergang bilden von dem in der Mitte des Beckens liegenden Kreuzbein zu den beiden Darmbeinen links und rechts. Vor allem die letzteren, die Iliosakralgelenke, sind eng mit den Kniegelenken verbunden. Die Tennisball-Dehnung für den unteren Rückenbereich ist für ihre Pflege konzipiert.

Das Iliosakralgelenk ist ein so wichtiges Gelenk, dass man es als den Dreh- und Angelpunkt bezeichnen könnte. Im Normalfall federt es durch Bewegungen von ein paar Millimetern nach vorne, hinten, rechts oder links das Körpergewicht und Stöße von außen ab. Das bedeutet für die Kniegelenke: Wenn das Iliosakralgelenk richtig funktioniert, reduziert sich ihre Belastung. Man gerät nicht so leicht aus dem Gleichgewicht und es ist nicht mehr so notwendig, die Knie zu beugen, um den Körper zu stützen.

Der Zustand es Iliosakralgelenks hat direkten Einfluss auf die Kniegesundheit.

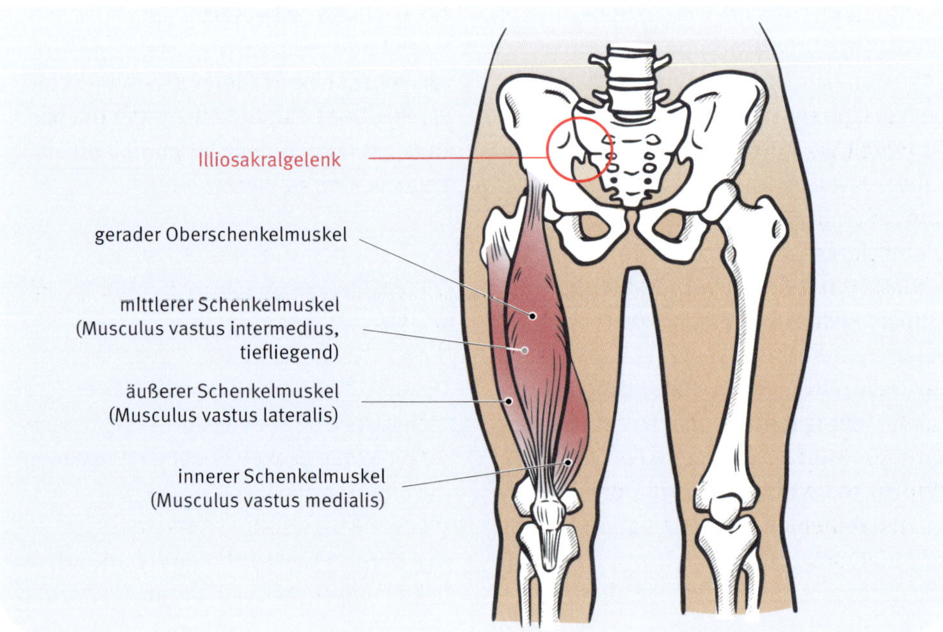

Doch da der Bewegungsumfang des Iliosakralgelenks äußerst gering ist, blockiert es leicht und wird steif. Es heißt, dass etwa 80 % der Japaner ein Problem mit dem Iliosakralgelenk haben, nach Angaben des Magazins *Runner's World* vom 5.1.2021 sollen es in Deutschland ca. 70 % sein. Aus diesem Grund ist es umso wichtiger, dieses Gelenk gut zu pflegen, nicht zuletzt, um auch den Zustand der Kniegelenke zu verbessern. Mit der Tennisballdehnung für den unteren Rücken (Seite 22) lassen sich Probleme dieses wichtigsten Gelenks im Lendenbereich direkt beheben. Und natürlich ist diese Übung auch sehr wirksam gegen Schmerzen im unteren Rückenbereich.

Aktivierung des inneren Schenkelmuskels

Ich habe bereits erwähnt, dass eine wichtige Ursache der Kniearthrose ein Schwund (Atrophie) des Muskels über dem Knie an der Innenseite des Oberschenkels, des sogenannten inneren Schenkelmuskels (Musculus vastus medialis), ist.

Da man im Alltag den inneren Schenkelmuskel wenig braucht, verliert er leicht seine Funktion. Um diese wiederherzustellen, ist die Übung, bei der man zwischen den Beinen ein Kissen einklemmt, (Seite 24) sehr nützlich.

Das Wichtigste bei dieser Übung ist, den inneren Schenkelmuskel auf der Innenseite des Knies bewusst einzusetzen und ihn angemessen zu stimulieren.

Allerdings setzen nur sehr wenige Menschen diesen Muskel bewusst ein, sodass vielleicht nicht jeder mit dieser Anweisung etwas anfangen kann. In diesem Fall spannen Sie zunächst leicht das Fußgewölbe, angefangen beim großen Zeh, an. Dann entwickeln Sie ein bewusstes Gefühl für die Beininnenseite, indem Sie sich vorstellen, wie dieses Gefühl von der Innenseite der Unterschenkel über die innere Seite des Knies immer weiter aufsteigt.

Diese Übung ist kein Muskeltraining im eigentlichen Sinne. Natürlich wäre es ideal, wenn die Muskelmasse des inneren Schenkelmuskels dabei zunehmen würde. Doch das ist keine unabdingbare Voraussetzung, um Knieschmerzen zu lindern oder zu heilen.

Mehr als auf die Quantität sollten Sie auf die Qualität des inneren Schenkelmuskels achten. Fokussieren Sie sich also bei der Übung darauf, den in der Regel passiven Muskel zu aktivieren. Dadurch lässt sich die nachlassende Funktionsfähigkeit des inneren Schenkelmuskels wiederherstellen.

Wenn Sie diese Übung regelmäßig ausführen, entwickeln Sie ein bisher unbekanntes Gefühl für Ihren inneren

Schenkelmuskel und lernen so, ihn auch im alltäglichen Leben gut einzusetzen.

So wird Ihr Oberschenkelmuskel wieder elastisch

Bei der Dehnübung für den Oberschenkel (Seite 26) ist das Hauptziel, wie der Name schon sagt, den vierköpfigen Schenkelstrecker im Oberschenkel zu dehnen. Sie lockert insbesondere den gesamten geraden Oberschenkelmuskel, der sich durch permanent gebeugte Knie verspannt und verhärtet, und gibt ihm seine ursprüngliche Elastizität wieder.

Wenn man diese Übung praktiziert, stellt sich an der Vorderseite des Oberschenkels ein unbeschreibliches Wohlgefühl ein. Genau das ist das Zeichen, dass die Übung wirkt. Bei regelmäßiger Übung dieser Dehnung wird die Funktion des gesamten geraden Oberschenkelmuskels wiederhergestellt und daher schwindet auch die Angewohnheit, unbewusst immer mit angewinkelten Knien zu gehen. Es ist eine sehr vorteilhafte Technik sowohl gegen die Kniearthrose als auch gegen Probleme des Kniescheibengelenks und des geraden Oberschenkelmuskels. Außerdem aktiviert man mit dieser Dehnübung auf ganz natürliche Weise auch den Hüftlendenmuskel, der etwas oberhalb des geraden Oberschenkelmuskels liegt.

Der Hüftlendenmuskel besteht aus dem Darmbeinmuskel und dem großen Lendenmuskel und erstreckt sich über die Lendenwirbel und das Becken bis zu den Oberschenkelknochen. Daher hat diese Übung auch einen heilsamen Einfluss auf den unteren Rückenbereich, das Becken und auf das Hüftgelenk. Mit anderen Worten: Sie hilft dabei, die Haltung des gesamten Körpers zu verbessern, und unterstützt damit wiederum die Heilung von Knieschmerzen.

Während des Schlafes doppelt Gutes für die Knie tun

Bei O-Beinen konzentriert sich die Belastung auf die Innenseite des Kniekehlgelenks. Dabei wird auf die Gelenkknorpel und die Menisken starker Druck ausgeübt und der Verschleiß wird beschleunigt.

Bei X-Beinen wiederum verengt sich, da sich die Beine ab dem Knie nach außen öffnen, die Außenseite des Kniegelenks und die Belastung konzentriert sich auf diesen Punkt.

Das heißt, weder O-Beine noch X-Beine sind gut für die Knie, doch speziell O-Beine lassen sich durch das Einwickeln mit einer Decke (Seite 28) gut kurieren.

Bei O-Beinen drehen sich in den meisten Fällen die Kniescheiben nach außen. Bei dieser Übung wird eine Decke von der Außenseite der Beine zur Innenseite ge-

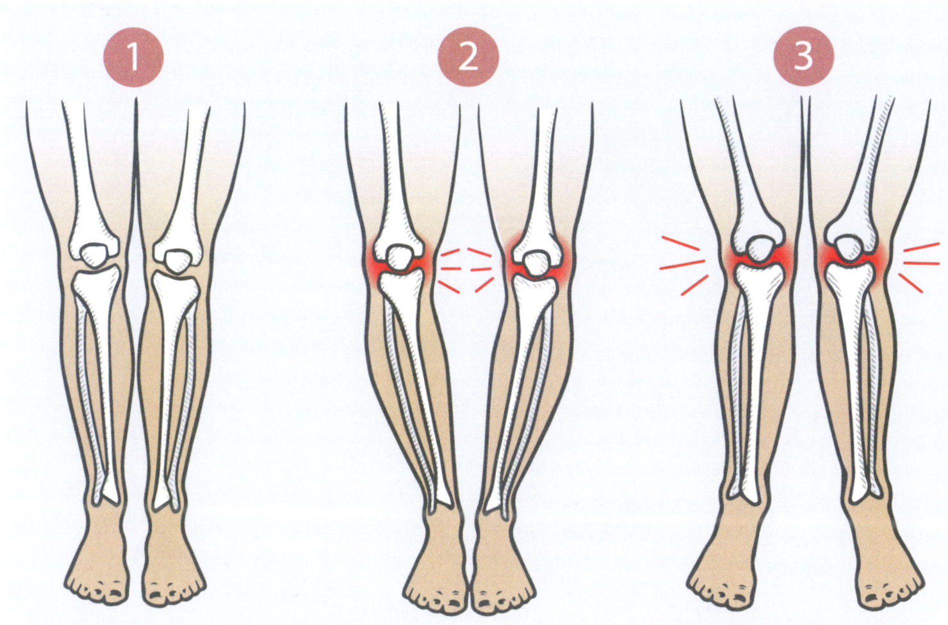

Normale Beine (1), O-Beine (2), X-Beine (3)

wickelt. Auf diese Weise werden die nach außen gedrehten Kniescheiben leicht nach innen gerichtet und fixiert, sodass sich die O-Beine reduzieren.

Da der gesamte Unterkörper mit der Decke eingewickelt und fixiert wird, wirken nicht nur auf die Kniegelenke, sondern auch auf das Hüftgelenk und die Fußknöchel Drehkräfte nach innen, sodass die Beine begradigt werden. Und schließlich werden auch die Knie dadurch gedehnt, dass die beiden Beine längere Zeit ganz gerade gehalten werden.

Menschen mit Knieschmerzen neigen dazu, wenn sie sich abends zum Schlafen legen, die Beine zu öffnen, die Knie anzuwinkeln und die Kniescheiben nach außen zu drehen. Das liegt vermutlich daran, dass sie unbewusst Angst davor haben, ihre bereits dauerhaft verkrümmten Knie zu strecken, und glauben, auf diese Weise Knieschmerzen vermeiden zu können. Manche Menschen schieben im Liegen extra ein Kissen unter ihre Knie und forcieren so angewinkelte Knie. Das mag für die kurze Zeit vor dem Einschlafen in Ordnung sein, doch langfristig gesehen verkrümmen die Knie so immer mehr, und man kann damit sicher keine Schmerzen beseitigen.

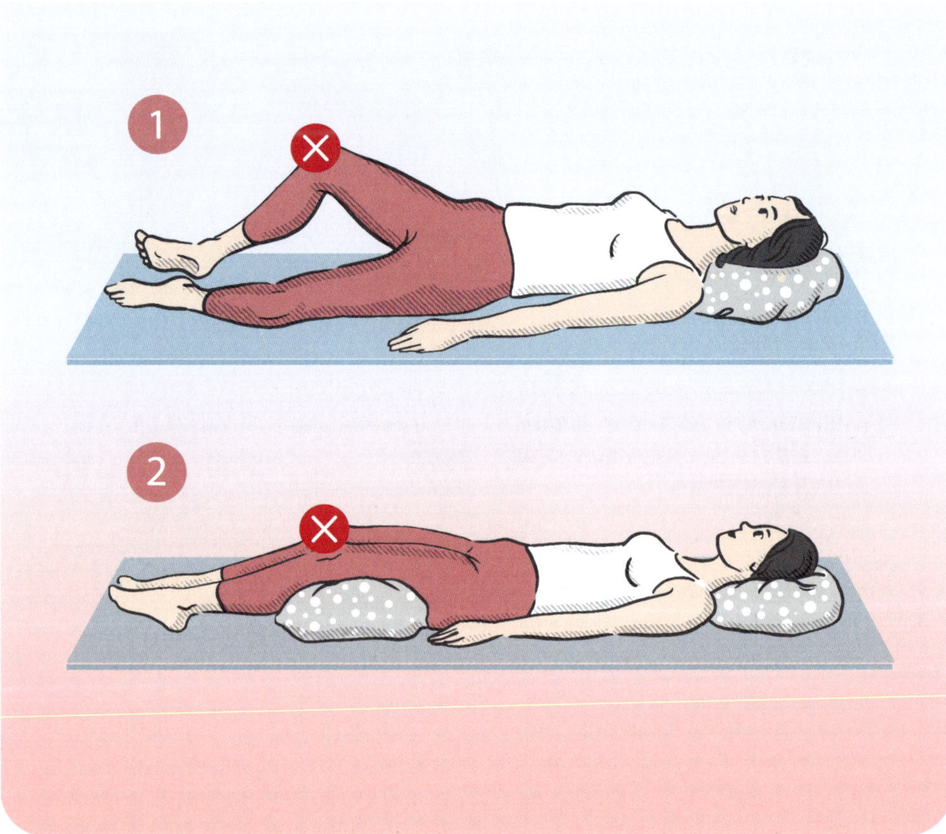

Schlafen Sie nicht mit nach außen geöffneten Knien, da die Knie so ständig abgewinkelt sind (1). Wenn Sie mit Kissen unter dem Kopf und unter den Knien schlafen, belasten Sie die Knie sowie den unteren Rückenbereich (2).

Versuchen Sie es ab heute Abend daher mit dieser Übung, bei der man durch einfaches Liegen einen doppelten positiven Effekt für seine Knie erzielen kann.

Es macht übrigens nichts, wenn Sie sich im Schlaf wälzen und die Decke sich dabei löst. Ganz im Gegenteil, sich im Schlaf wälzen ist eine sehr gute Bewegung, bei der die Muskeln und Gelenke des gesamten Körpers gebraucht werden, sodass ich Sie geradezu dazu ermuntern möchte. Machen Sie sich nicht zu viel Gedanken, es genügt, einfach die in der Übung beschriebene Haltung einzunehmen, bis sie einschlafen.

Frau in den 50ern, Teilzeitangestellte

Es geht auch ohne Hyaluronsäure-Injektionen

» *Das Knie ließ sich wieder leicht bewegen, die Schmerzen waren weg! Auch Hyaluronsäure-Injektionen waren nicht mehr notwendig.*

Bei dieser Patientin wurde von ihrem Arzt eine degenerative Kniearthrose im Anfangsstadium diagnostiziert. Es wurde eine Therapie eingeleitet, bei der sie eine Hyaluronsäure-Injektion bekam. Einige Tage danach konnte sie ihr Knie wieder gut bewegen, doch nach etwa einer Woche war der Effekt vorbei und ihr Knie steif wie zuvor. Auch die Schmerzen meldeten sich wieder. Das kam ihr seltsam vor und sie befürchtete, dass ihr Knie immer wieder schmerzen und steif werden würde, wenn sie nichts unternahm. Daher kam sie in meine Klinik.

Schon bei der ersten Untersuchung stellte sich heraus, warum sich ihre Beschwerden nicht besserten: Sie hatte schon vor ihren Knieschmerzen unter Beschwerden im unteren Rückenbereich gelitten und krümmte daher diesen Bereich permanent. Das führte dazu, dass ihre Knie immer leicht angewinkelt waren. Weiterhin stellte ich fest, dass ihre Schmerzen nicht auf der Innenseite des Knies auftraten, wie es für das Anfangsstadium der Kniearthrose charakteristisch ist, sondern etwas oberhalb der Kniescheibe. Das bedeutete, die Ursache für ihre Kniebeschwerden war nicht Kniearthrose, sondern eine Entzündung an den Sehnen des geraden Oberschenkelmuskels und des inneren Schenkelmuskels.

Daraufhin ließ ich sie Übungen wie die Kniedrückdehnung, die Oberschenkeldehnung oder die Dehnung des unteren Rückenbereichs mit Tennisbällen machen. Sie löste mit diesen Übungen die Verspannungen des geraden Oberschenkelmuskels und des inneren Schenkelmuskels und erweiterte den Bewegungsumfang ihres Knies. Gleichzeitig kümmerte sie sich auch um ihren Lendenbereich.

Das Ergebnis war, dass ihre Knie nach etwa 10 Tagen wieder geschmeidig wurden und ihre Schmerzen verschwanden. Sie brauchte keine Hyaluronsäure-Spritzen mehr und selbst die Schmerzen im unteren Rückenbereich wurden deutlich besser. Ihre Haltung war wieder gerade, weder die Knie noch der untere Rücken waren noch gekrümmt. «

Mann in den 50ern, Arbeiter in einer Firma

Knieschmerzen und O-Beine durch Dehnübungen beseitigen

» *Mit Dehnübungen verschwanden die Knieschmerzen eines Ehepaares. Die O-Beine der Frau wurden wieder gerade.*

Dieser Patient kam zusammen mit seiner Frau in meine Klinik, beide klagten über Knieschmerzen. Bei der Frau traten die Knieschmerzen aufgrund einer degenerativen Kniearthrose auf, die bereits von einem Orthopäden diagnostiziert worden war. Sie konnte nur noch mühsam die Knie beugen und strecken und auch ihre O-Beine waren in einem ziemlich fortgeschrittenen Stadium. Doch bei dem Mann wurden die Schmerzen nicht von einer Kniearthrose verursacht, sondern seine Kniescheibenbänder hatten sich entzündet.

Ich erklärte ihnen, dass sie nach einer Behandlung bei mir ihre Probleme durch Selbstbehandlung in den Griff bekämen. Danach organisierten sie ihren Alltag um und führten nicht nur die im ersten Kapitel aufgeführten Übungen (Seite 16) aus, sondern gingen auch regelmäßig spazieren.

Dadurch wurden die Knieprobleme der Frau zur Gänze geheilt. Ihre Schmerzen waren verschwunden und sie konnte ihre Knie wieder leicht beugen und strecken. Sie freute sich darüber, dass sogar ihre Beine wieder gerade und schön waren.

Doch bei ihrem Mann verlief es nicht so glatt. Der Grund dafür war, dass er an seinem Arbeitsplatz, einer Fabrik, jeden Tag schwere Lasten mit gebeugten Knien hochheben musste. Dadurch lösten sich die Verspannungen und Verhärtungen an den Kniescheibenbändern nicht.

Hier habe ich eine neue Therapieform angewandt, bei der mit einem speziellen Gerät an die entzündeten Stellen Druckwellen abgegeben werden. Das problematische Gewebe wird dadurch zerstört und seine Neubildung angeregt.

Mit dieser Behandlung und einer Anpassung seiner Arbeit, die eine solche Belastung für die Knie darstellte, zeigte sich schließlich die Wirkung der Selbstbehandlung und auch er konnte von seinen Knieschmerzen geheilt werden. «

Mehr Stabilität durch Dehnung der Waden

Die Handtuch-Zieh-Übung (Seite 30) erfrischt die Muskeln des Unterschenkels, nämlich den Zwillingswadenmuskel und den Schollenmuskel, einen Skelettmuskel des Unterschenkels, und verbessert so die Unterstützung der Kniegelenke von unten.

Bei den bisher erklärten Muskel-Dehnübungen wurden die Muskeln oberhalb des Knies bearbeitet. Doch bei fortgeschrittener degenerativer Kniearthrose, bei der die Knie bereits stark in Mitleidenschaft gezogen sind, muss auch der Bereich unterhalb der Knie behandelt werden. Daher empfehle ich diese Übung.

Da die Wadenmuskeln die Knie unterstützen, werden sie umso mehr eingesetzt, je mehr sich der Zustand der Knie verschlechtert. Wenn darüber hinaus auch der Bewegungsumfang des Fußgelenkes abgenommen hat, wird den Wadenmuskeln ein beträchtliches Arbeitspensum aufgezwungen. Mit anderen Worten, die Wadenmuskulatur tendiert durch diese Überbelastung dazu, sich zu verspannen und zu verhärten. Genau deshalb ist diese Dehnübung so wichtig.

Wenn Sie die Übung ausprobieren, werden Sie merken: Sie hat auch den Effekt, die Knie zu strecken.

Überdies wird durch die Normalisierung der Funktion der Wadenmuskulatur die Stabilität der Gelenke erhöht und Kniebeschwerden werden verbessert bzw. beseitigt.

Wiederherstellung des Fußgewölbes

Die Sohle des menschlichen Fußes verläuft in einem Bogen, dessen mittlerer Teil sich nach oben wölbt. Dieser Bogen, das Fußgewölbe, besteht aus den Muskeln und Bändern der Fußsohle. Genau genommen gibt es drei solcher Bögen:

1. Das Quergewölbe, das vom Ansatz der großen Zehe zum Ansatz der kleinen Zehe verläuft.
2. Das innere Längsgewölbe, das vom Ansatz der großen Zehe zur Ferse verläuft.
3. Das äußere Längsgewölbe, das vom Ansatz der kleinen Zehe Richtung Ferse verläuft.

Wenn die Fußsohlen mit dem Boden in Kontakt kommen, federn diese drei Fußgewölbe mit vereinten Kräften die Stöße ab. Sie sorgen für unser Gleichgewicht und stützen das gesamte Körpergewicht. Auch spielen sie eine wichtige Rolle beim Gehen, damit die Zehen in festem Kontakt mit dem Boden stehen. Heutzutage gebrauchen jedoch nicht wenige Menschen die Muskeln und Bänder ihrer Fußsohlen kaum noch. Das führt zu ihrer Schwächung und das Fußgewölbe senkt sich.

Besonders unter den Patienten, die unter Knieschmerzen leiden, gibt es viele, deren Fußgewölbe nicht mehr ausgeprägt ist. Auffallend ist vor allem der Verlust des Querfußgewölbes bei denen, deren Schwerpunkt sich nach vorne neigt. Durch das Verschwinden des Querfußgewölbes werden die Füße übermäßig belastet und es bilden sich beispielsweise Schwielen am Ansatz der mittleren Zehen, Hallux Valgus (eine Fehlstellung des großen Zehs) usw. Wenn man nicht gegensteuert, wird durch den Verlust der Balance der Füße die Haltung weiterhin verschlechtert. Man kann sich vorstellen, dass das einen ziemlichen Schaden an den Knien anrichtet.

Die Übung, bei der mit den Füßen ein Tennisball zerdrückt wird (Seite 32), ist für dieses Problem konzipiert. Durch die wiederholte Bewegung, mit den Füßen einen Tennisball zu zerdrücken, während man die Zehen anspannt, werden die Muskeln und Bänder der Fußsohlen im richtigen Maß trainiert und das verloren gegangene Fußgewölbe wird allmählich wieder hergestellt.

Bewegung der Kniescheibe: ideal bei Anlaufschmerzen

Die Übung zur Bewegung der Kniescheibe (Seite 34) erweitert den Raum innen im Kniegelenk, vergrößert den Bewegungsumfang des Knies und sorgt dafür, dass die Gelenkschmiere, die einen regenerativen Effekt auf die Menisken und Gelenkknorpel hat, gut verteilt wird. In dieser Hinsicht ist sie ebenso geeignet, Knieschmerzen zu beseitigen, wie die Kniedehnung mit einem Tennisball (Seite 20).

Außerdem hat die Übung einen großen Vorteil: Man kann sie auf dem Boden oder auf einem Stuhl sitzend ausführen und braucht sich nicht groß zu bewegen. Noch nicht einmal irgendwelche Geräte sind dazu notwendig. Daher kann man sie überall und jederzeit praktizieren, auch wenn man z. B. außer Haus ist.

Die Übung ist leicht auszuführen, doch sie zeigt sofortige Wirkung gegen Schmerzen, weil sich in dem erweiterten Raum im Kniegelenk die Gelenkflüssigkeit, die als Gleitmittel fungiert, ausbreitet.

Bei der degenerativen Kniearthrose treten charakteristische Schmerzen auf, wenn man anfängt sich zu bewegen, die sogenannten Anlaufschmerzen. Immer zu Beginn einer Aktivität, z. B. wenn man aus dem Sitzen aufsteht, wenn man morgens aufwacht und aus dem Bett steigt oder wenn man zu gehen beginnt, wird das Knie belastet und es schmerzt.

Bevor Sie also in Zukunft solche Bewegungen ausführen, machen Sie diese Übung, um Schmerzen, so weit es geht, zu vermeiden. Sie ist das optimale Mittel zur Bekämpfung von Anlaufschmerzen.

Mann in den 30ern, Tänzer

Auch bei großer Belastung der Knie ist eine Besserung möglich

» Lästige Knieschmerzen« mit zwei unterschiedlichen Ursachen waren nach etwa zwei Monaten weitgehend abgeklungen.

Sprungbewegungen belasten stark die Knie. Selbst wenn man versucht, den Aufprall im Moment des Aufkommens abzufangen, tut man, offen gesagt, seinen Knien nicht viel Gutes. Allerdings gibt es – wie in unserem Beispiel – Menschen, die das Tanzen mit großen Sprüngen zu ihrem Beruf gemacht haben. In solchen Fällen ist die tägliche Selbstbehandlung der Knie besonders wichtig.

Die genaue Untersuchung bei einem Orthopäden hatte ergeben, dass der Patient sich im Anfangsstadium einer degenerativen Kniearthrose befand. Auch meine Untersuchungen bestätigten diese Diagnose.

Allerdings war die Sache noch etwas komplizierter: Es stellte sich heraus, dass sich die Sehnen des geraden Oberschenkelmuskels und des inneren Schenkelmuskels entzündet hatten und die Schmerzen eher davon verursacht wurden.

Da dieser Patient äußerst beschäftigt war, kam er nur einmal zu mir in die Praxis. Nach der Behandlung zeigte ich ihm verschiedene konkrete Maßnahmen, wie er in den Zwischenpausen seiner Arbeit seine Knie möglichst effektiv selbst behandeln konnte. Die bestanden aus den Übungen (Seite 16), die ich in Kapitel 1 vorgestellt habe, und den Tipps für den Alltag aus Kapitel 4 (Seite 66).

Nach den Mails zu schließen, die ich später von ihm erhielt, gelang es ihm, die Selbstbehandlung gut in seinen Alltag einzubauen. Er berichtete mir, dass 2–3 Monate nach der Erstbehandlung bei mir die Schmerzen weitgehend zurückgegangen waren.

Man kann also, selbst wenn beide Hauptursachen für Knieschmerzen gleichzeitig auftreten, bei konsequenter Anwendung geeigneter Selbstbehandlungsmaßnahmen das Problem lösen. «

Wissen für den Alltag

Hier finden Sie einige praktische Tipps für den Alltag, damit Ihr Leben leichter wird und die Schmerzen nicht wiederkehren.

Treppensteigen

Treppen sind für Menschen mit Knieschmerzen eine besondere Herausforderung im Alltag.

Als allererste Maßnahme möchte ich Ihnen mitgeben, dass es keinen zwingenden Grund gibt, Treppen zu benutzen. Wenn es als Alternativen Rolltreppen oder Lifte gibt, zögern Sie nicht, sie zu nehmen. Ich weiß: Es gibt die weitverbreitete Ansicht, dass Treppensteigen die Beinmuskulatur stärkt. Doch da bin ich ganz anderer Meinung. Wenn Sie etwas für Ihre Muskeln tun wollen, gibt es rationellere Techniken. Außerdem sollten vor allem alte Menschen und Frauen, die es schwerer haben, Muskelkraft aufzubauen, bedenken, dass bei Muskeln Qualität vor Quantität geht. Im Hinblick auf die Gesundheit Ihrer Kniegelenke sollten Sie nicht extra Treppensteigen und damit die Knieschäden vergrößern.

Selbst beim normalen Gehen auf ebener Fläche tragen die Knie das 3- bis 8-Fache des Körpergewichts. Das bedeutet, bei jemandem, der 50 Kilo wiegt, beträgt die Belastung mindestens 150 Kilogramm. Doch beim Treppensteigen wird den Kniegelenken noch weit mehr zugemutet. Die Menisken und Gelenkknorpel, die als Puffer für die Knie fungieren, nutzen sich mit der Zeit ab. Je größer der Druck ist, der auf ihnen lastet, desto schneller verschleißen sie. Das bedeutet, beim Treppensteigen, bei dem die Belastung sehr hoch ist, werden diese fragilen Gewebe übermäßig beansprucht. Deswegen betone ich, dass es besser ist, keine Treppen zu benutzen, unabhängig davon, ob man Knieschmerzen hat oder nicht.

Allerdings kann es natürlich vorkommen, dass durch die architektonischen Gegebenheiten in der eigenen Wohnung oder am Arbeitsplatz sich eine Benutzung von Treppen nicht vermeiden lässt. In diesem Fall achten Sie beim Treppengehen auf folgende Punkte:

1. Setzen Sie den Fuß von der Ferse her langsam auf.
2. Setzen Sie die ganze Fußsohle fest auf den Boden.
3. Lassen Sie die Fußsohle möglichst lang am Boden und heben Sie ganz allmählich die Ferse.
4. Gehen Sie vorwärts, indem Sie sich mit dem großen Zeh abstoßen.

Mit diesen Tipps können Sie die Belastung Ihrer Knie sowohl beim Hochsteigen der Treppen wie auch beim Hinuntergehen minimieren.

Wenn Sie bei Punkt 1 Ihr Körpergewicht langsam über die Rundung der Ferse auf den Boden abgeben, kommen Sie weich und gut auf.

Natürlich sollten Sie auf keinen Fall mit den Füßen auf den Boden stampfen, denn das belastet die Knie am stärksten.

Knie durchstrecken beim Gehen

Und wie sieht es beim Gehen auf ebenem Untergrund aus? Grundsätzlich ist das Prinzip dasselbe wie beim Treppengehen, das ich im vorhergehenden Abschnitt erläutert habe. Diese Art zu gehen belastet die Knie am wenigsten. Doch da das Gehen für die Verbesserung und Beseitigung von Knieschmerzen wichtig ist, möchte ich noch etwas näher darauf eingehen.

Für die Gesundheit unserer Knie sollten wir unbedingt häufig gehen. Es muss kein stundenlanges Walking sein; es genügt für den Anfang, zum Supermarkt in der Umgebung oder im Zuge irgendwelcher anderer Besorgungen zu Fuß zu gehen.

Ganz am Anfang mag es reichen, insgesamt am Tag 10 Minuten zu gehen, dann 10 Minuten am Stück usw.

Je stärker die Knieschmerzen sind, desto wichtiger ist so eine Einstellung. Wie ich bereits erwähnt habe, verschlechtert sich der Zustand Ihrer Knie immer weiter, wenn Sie sich wegen der Knieschmerzen nicht bewegen.

Umgekehrt gilt: Wenn Sie viel gehen, können Sie den Verfall der Muskeln stoppen, wie z. B. den des inneren Schenkelmuskels, der eine wichtige Rolle spielt im Mechanismus der Kniearthrose.

Sie brauchen sich keine strengen Vorgaben setzen, wie schnell Sie oder wie viele Schritte Sie gehen. Da Sie es ja nicht zu Diätzwecken oder allgemein für Ihre Gesundheit tun, brauchen Sie sich nicht an die Zahlen, die in den Walking-Ratgebern angegeben werden, halten.

Achten sollten Sie stattdessen auf Ihre Haltung beim Gehen. Wenn Sie nach vorne gebeugt oder mit einem Katzenbuckel Ihren Schwerpunkt nach vorne verlagern, beugen Sie unwillkürlich Ihre Knie. Diese unausgewogene Haltung stellt eine zusätzliche Belastung für Ihre Knie dar. Mit anderen Worten, die Wirkung des Zu-Fuß-Gehens halbiert sich.

Achten Sie deshalb auf eine möglichst gute Haltung beim Gehen. Konkret bedeutet das, die Knie zu strecken, ganz leicht ins Hohlkreuz zu gehen, die Brust herauszustrecken und das Kinn anzuziehen.

Wenn Sie diese vier Punkte beherzigen, ist das die ideale Art zu gehen, nicht nur für die Kniegelenke, sondern für alle Gelenke des gesamten Körpers.

Vor allem jemand, der bereits Knieschmerzen hat, sollte beim Gehen immer auf gestreckte Knie achten. Damit können Sie beim Auftritt auf den Boden den Aufprall besser abfangen als mit gebeugten Knien. Außerdem verhüten Sie damit ein Steifwerden der Gelenke und erweitern deren Bewegungsspielraum.

Ein weiterer Effekt: Wenn beim Abstoß mit dem hinteren Bein das Knie gut durchgestreckt ist, fungieren die Waden ganz natürlich als Pumpe. Dadurch wird die Durchblutung gefördert und das ist wiederum ein guter Schutz gegen die Alterung des Kniegelenks.

Und schließlich kommt es zu einem Synergieeffekt: Hat man sich angewöhnt, auf das oben Gesagte beim Gehen zu achten, erhöht sich die Wirkung der in Kapitel 1 vorgestellten Übungen (Seite 16).

Tipps für den Fersensitz

Auch im Stehen ist es wichtig, sich nicht vorzubeugen und keinen Buckel zu machen. Verlagern Sie Ihren Schwerpunkt nicht nach vorne; ideal ist vielmehr eine Haltung, bei der Sie sich zu 70% nach hinten lehnen.

Wenn Sie die vier Punkte des vorhergehenden Abschnitts umsetzen, wird Ihnen die korrekte Haltung, bei der Sie leicht nach hinten gelehnt sind, gelingen.

Überprüfen Sie einmal bei Gelegenheit, ob Sie in der richtigen Haltung stehen. Stellen Sie sich an eine Wand. Wenn ganz natürlich und von selbst vier Punkte, nämlich der Hinterkopf, die Schulterblätter, der Po und die Fersen die Wand berühren, stimmt Ihre Haltung. So wird die Last des Körpergewichts gut auf die Wirbelsäule und die Gelenke des gesamten Körpers verteilt, ohne ein einzelnes Gelenk besonders zu belasten. Das bedeutet natürlich auch Schonung für die Knie.

Beim Sitzen gibt es ebenfalls Methoden, wie man die Knie schonen kann. Mit Sicherheit ist es weniger schmerzhaft auf einem Stuhl zu sitzen, wie es bei der westlichen Lebensweise üblich ist, als direkt am Boden zu sitzen wie in Japan. Auch sind westliche Toiletten ohne Zweifel bequemer für die Knie als japanische, bei denen in die Hocke gegangen werden muss.

Doch auf keinen Fall sollten Sie die ganze Zeit sitzend verbringen. Das führt nur dazu, dass die Knie permanent in nahezu dem gleichen Winkel gebeugt sind. Dadurch wird die Muskulatur rund um das Knie geschwächt und die Durchblutung verschlechtert sich. Wenigstens einmal pro Stunde sollten Sie aufstehen, die Knie ganz gerade durchstrecken und sie beugen und strecken.

Außerdem ist es auch bei westlichem Lebensstil günstig, ungefähr einmal am Tag am Boden in den Fersensitz zu gehen, vorausgesetzt die Knieschmerzen erlauben es. Beim Fersensitz werden die Kniegelenke bis zu ihrem Maximum angewinkelt. Das bedeutet, dass diese Übung bei beginnender Abnahme des Bewegungsumfangs des Kniegelenks dabei hilft, seine maximale Flexibilität zu erhalten.

Wenn man den Fersensitz sehr lange Zeit beibehält, überwiegen allerdings die negativen Seiten. Deshalb genügt es, ihn einmal am Tag für wenige Minuten zu praktizieren.

Wenn Sie mit dem Fersensitz Schwierigkeiten haben, gibt es auch die Alternative des W-Sitzes. Beim W-Sitz werden vom Fersensitz ausgehend die Unterschenkel zur Seite gespreizt, sodass man direkt mit dem Po am Boden sitzt, die Unterschenkel weisen in W-Form nach außen.

Diese Sitzweise hilft auch gegen O-Beine. Und da das Körpergewicht nicht auf den Unterschenkeln ruht wie beim Fersensitz, hat diese Sitzweise auch den Vorteil, dass die Beine nicht so leicht taub werden.

Wann immer Sie gezwungen sind, auf dem Boden zu sitzen, probieren Sie einmal diesen Sitz aus.

Ein warmes Bad als Mittel gegen Knieschmerzen

Bei Knieschmerzen ist es äußerst ungünstig, wenn der untere Teil des Körpers auskühlt. Denn dann verhärten sich die Muskeln und die Gelenke lassen sich schlechter bewegen. Chronisch kalte Knie fördern eine Versteifung der Gelenke. Außerdem verschlechtert sich die Durchblutung und das führt wiederum zu größeren Schmerzen.

Ein wichtiger Schlüssel zur Verbesserung oder gar Beseitigung von Knieschmerzen ist die Erwärmung des Körpers und damit eine Steigerung der Durchblutung. Es ist vielleicht ein bisschen kompliziert, aber lassen Sie mich Ihnen den Grund dafür erklären.

In den Menisken und Gelenkknorpeln, die eine wichtige Pufferfunktion für die Kniegelenke haben, befinden sich keine Blutgefäße. Stattdessen gibt es die Gelenkflüssigkeit, die die Menisken und Gelenkknorpel mit Nahrung versorgt und die von der Gelenkhaut produziert wird. Um diese Aufgabe erfüllen zu können, ist die Gelenkhaut reichlich mit Blutgefäßen ausgestattet.

Doch bei schlechter Durchblutung der Gelenkhaut wird die Nahrungszufuhr für die Menisken und Gelenkknorpeln gestört.

Wie bereits erwähnt, hat die Gelenkflüssigkeit neben dem nährenden Effekt auch eine regenerative Wirkung für die abgeriebenen Menisken und Gelenkknorpel. Doch es kann passieren, dass diese wichtige Flüssigkeit nicht mehr richtig abgesondert wird. Dadurch verschlechtert sich die Pufferfunktion für die Knie noch einmal erheblich.

Auch bei einer durch Splitter der Menisken und Gelenkknorpel verletzten Gelenkhaut kann sich durch eine schlechte Durchblutung die Heilung verzögern. Das bedeutet, dass nicht nur die Entzündung nicht ausheilt, sie verschlimmert sich möglicherweise noch und die Schmerzen gehen nicht weg, sondern werden immer stärker.

Deshalb sollte man sich angewöhnen, die Knie zu erwärmen. Ich empfehle hier ein heißes Bad. Am besten tauchen Sie bis zum Hals in auf 39°C erwärmtes Wasser ein und entspannen sich für zehn Minuten. Bei starken Schmerzen können Sie auch zweimal am Tag, morgens und abends, baden.

Wenn Sie zusätzlich, wie in Kapitel 1 vorgestellt, die Beine in der Badewanne beugen und strecken (Seite 18), ist das eine ausgezeichnete Maßnahme gegen Knieschmerzen.

Nutzen Sie die Badezeit voll aus, aber achten Sie darauf, dass das Blut nicht in den Kopf steigt und Ihnen schwindelig wird. Auch sollte das Wasser nicht abkühlen.

Während des Tages sind Wärmepads praktisch. Sie sind groß genug, um sie an der Vorder- und der Rückseite des Knies anzubringen.

Sportarten, die Gelenke altern lassen

Für die tägliche Bewegung genügt es, einfach zu gehen. Außer aus Hobby-Gründen ist es nicht notwendig, einen neuen Sport anzufangen, um Ihre Knieschmerzen zu beseitigen. Gehen Sie wie beschrieben in guter Haltung und mit gestreckten Knien – das reicht.

Im Allgemeinen werden bei Knieschmerzen gerne Radfahren und Aquawalking empfohlen; hierbei sollten Sie jedoch ein paar Punkte beachten.

Zunächst zum Radfahren: Hier ist die Belastung der Knie verhältnismäßig gering, doch es ist schwer, auf dem Rad seinen Schwerpunkt zu spüren. Außerdem hat Radfahren den Nachteil, dass sich bei einer kleinen Sattelfläche das Gewicht des Oberkörpers auf das Kreuzbein konzentriert. Auf diese Weise kann sich die Funktionsfähigkeit des Iliosakralgelenks verschlechtern. Wenn Sie Rad fahren wollen, wählen Sie darum ein Rad mit großer Sattelfläche. Und bewegen Sie sich nicht nur mit dem Fahrrad fort! Nichts gegen gelegentliches Radfahren, doch grundsätzlich sollten Sie das Gehen vorziehen und lernen, die richtige Haltung einzunehmen und den Schwerpunkt richtig zu setzen. Das ist wirksamer gegen Knieschmerzen.

Beim Aquawalking ist das Problem, dass der gesamte Körper auskühlt. Selbst wenn es ein warmes Schwimmbecken ist, liegt die Wassertemperatur um die 33 Grad und ist damit niedriger als die Körpertemperatur. Daher kühlt der Körper unweigerlich aus.

Wenn Sie außer Knieschmerzen auch noch Schmerzen im unteren Rückenbereich haben, ist die Wahrscheinlichkeit hoch, dass sich diese Schmerzen noch verschlimmern. Deshalb ist es vernünftiger, darauf zu verzichten.

Leiden Sie allerdings nur unter Knieschmerzen, überwiegen die Vorteile, wie eine geringe Belastung der Kniegelenke und eine effektive Kräftigung der Muskulatur, und es spricht nichts gegen gelegentliches Aquawalking. Vor allem für Personen, deren Knieschmerzen so stark sind, dass sie an Land kaum gehen können, ist diese Methode empfehlenswert.

Sportarten, bei denen viel gesprungen wird, wie Volleyball, Basketball usw., sollten Kniepatienten aus Rücksicht auf ihre Gelenke unterlassen. Der Grund dafür ist, dass bei jedem Sprung die Knie stark geschädigt werden. Schon bei jungen Menschen, die diese Sportarten über lange Jahre hinweg betrieben haben, sind Schäden wie herausspringende dornförmige Verformungen der Knochen (Knochensporn) zu sehen. Nicht wenige müssen sich vom Arzt sagen lassen, dass ihre Gelenke, obwohl sie in den 30ern sind, denen 60-Jähriger ähneln.

Auch Jogging, Marathon und dergleichen sollten Sie vermeiden, wenn Sie keine Schmerzen haben wollen. Bei diesen Sportarten machen Sie permanent kleine Sprünge. Außerdem gibt es hier, anders als beim Gehen, keinen Moment, in dem das Knie gestreckt wird. Mit anderen Worten, da die Knie ständig gebeugt werden, können die Waden schlechter als Pumpe fungieren, und darüber hinaus gibt es jedes Mal einen starken Aufprall, wenn Sie die Füße auf den Boden aufsetzen.

Regelmäßiger Schuhsohlencheck

Um für die Gesundheit Ihrer Knie zu sorgen, sollten Sie stets auf Ihr Schuhwerk achten. Überprüfen Sie regelmäßig die Absätze Ihrer Schuhe. Wenn die Außenseite abgenutzter ist als die Innenseite, können Sie davon ausgehen, dass Sie O-Beine haben.

Aber auch wenn beide Seiten gleichmäßig abgenutzt sind, die Abnutzung aber schneller vorangeht als bisher, ist das ein Zeichen, dass der Bewegungsradius kleiner wird. Es ist möglich, dass sich die Zusammenarbeit der Fuß-, Knie-, Hüftgelenke und der Wirbelgelenke im Lendenbereich verschlechtert und die Füße beim Gehen nicht richtig angehoben werden.

Sollte sich dann zu dem Abrieb der Schuhsohlen eine Verschlimmerung der Knieschmerzen gesellen, dürfte Ihre Kniearthrose weiter fortgeschritten sein. Führen Sie in diesem Fall den Selbsttest (Seite 12) für Ihr Stadium im ersten Kapitel noch einmal durch und überprüfen Sie damit den Zustand Ihrer Knie.

Natürlich sollten Sie auch das Thema Schuhe in Angriff nehmen. Kaufen Sie, wenn möglich, neue Schuhe bei einer Abnahme Ihrer Schuhsohlen um 5 mm bis 1 cm. Eine weitere Möglichkeit wäre, die Schuhe nur neu besohlen zu lassen. Doch wenn Sie die Schuhe, so wie sie sind, weitertragen, wird sich der Zustand Ihrer Knie verschlechtern.

Sollten Sie wissen, dass Sie starke O-Beine haben, sind auch Einlagen eine Option. Durch diese wird die Außenseite der Füße etwas erhöht. Bei O-Beinen verengen sich die Gelenke auf der Innenseite der Beine und die Belastung durch das Körpergewicht konzentriert sich hier. Durch die Einlagen wird das Körpergewicht wieder besser verteilt. Doch es ist nicht ratsam, sofort hohe Einlagen zu benutzen. Fangen Sie besser zunächst mit niedrigeren an.

Bei der Wahl der Schuhe gibt es einige Punkte zu beachten.

1. Die Schuhe sollten innen bzw. in der Zwischenlage gepolstert sein.
2. Sie sollten möglichst keine Schuhe tragen, die über die Knöchel gehen, wie Stiefel oder Basketball-Schuhe. Denn bei solchen Schuhen sind Sie nicht in der Lage so zu gehen, dass die Belastung Ihrer Knie minimiert wird.
3. Sie sollten auch keine Schuhe anziehen, bei denen die Fersen nicht fixiert sind, wie Sandalen oder Pantoletten. Damit wird der Auftritt der Ferse auf den Bo-

den instabil und durch die Verlagerung des Gewichts auf die Zehenspitzen beim Gehen beugen sich die Knie und werden weiter geschädigt.

Hohe Absätze können Sie tragen, wenn Sie daran gewöhnt sind. Das ist in Ordnung, wenn Sie in der Lage sind, mit dem Schwerpunkt etwas nach hinten verlagert und ohne die Knie zu beugen zügig zu gehen. Bei längerem Tragen hoher Absätze jedoch verspannen sich die Waden zu sehr und die Durchblutung verschlechtert sich.

Deshalb sollten Sie zu bequemen Schuhen wechseln, wenn Sie nicht gerade in einer Situation sind, in der Sie gerne hohe Absätze tragen würden.

Einen Stock, zwei Stöcke oder Rollator?

Einen Stock oder einen Rollator sollte man nur im Notfall als Hilfe verwenden. Idealerweise sollten Sie möglichst ohne sie gehen. Nur wenn die Knieschmerzen sehr stark sind, können Sie eine Ausnahme machen.

Betrachten Sie Gehhilfen als Option, um bei starken Schmerzen nicht zu Hause bleiben zu müssen. An Tagen, an denen Ihre Knie in guter Verfassung sind, sollten Sie sie nicht aus Bequemlichkeit benutzen, sondern versuchen, aus eigener Kraft zu gehen.

Wenn Sie sich solche Hilfsmittel für Notfälle anschaffen, wählen Sie sie so aus, dass der Griff des Stocks bzw. des Rollators etwas höher als das eigene Hüftgelenk ist.

Tritt der Fall ein, dass Sie Ihre Gehhilfen tatsächlich verwenden, halten Sie sie eng am Körper und umfassen Sie die Griffe leicht mit den Händen. Auf diese Weise brauchen Sie sich nicht nach vorne zu beugen. Denn ein Stock oder ein Rollator ist ja lediglich ein Hilfsmittel und sollte Ihnen erlauben, möglichst nahe an der guten Haltung zu bleiben, in der Sie eigentlich gehen sollten. Auf lange Sicht ist das besser für Ihre Knie, als wenn Sie sich auf sie stützen.

Übrigens sind seit einiger Zeit auch Doppel-Stocksets, ähnlich wie Skistöcke oder Nordic-Walking-Stöcke, auf dem Markt. Man kann in jeder Hand einen halten, die Höhe geht ungefähr bis zum Bauch. Damit verschiebt sich der Schwerpunkt nicht so leicht wie bei einem Stock, und auch mit Schmerzen kann man so leichter eine gute Haltung und sein Gleichgewicht wahren. Deshalb sind diese Stöcke, wenn man sich ein Hilfsmittel zulegen möchte, sicher eine gute Option.

Doch noch einmal: Ich warne davor, Stöcke oder Rollator dauerhaft zu verwenden. Vergessen Sie nicht, dass sie Sie nur davor bewahren sollen, nicht mehr nach draußen gehen zu können.

Ein Leben ohne Kniegelenksarthrose

Die Heilung von Kniegelenksarthrose verändert das Leben. Sie bedeutet nicht nur Schmerzfreiheit, sondern hat eine ganze Reihe positiver Effekte.

Eine Vielzahl von Beschwerden wird gelindert

Wenn die Kniearthrose oder die »Pseudo-Kniearthrose« heilt und die Kniegelenke, Muskeln, Sehnen und Bänder in dieser Körperregion wieder normal funktionieren, wirkt sich das positiv auf Beschwerden im ganzen Körper aus.

Wie bereits erwähnt, arbeiten die Gelenke im Körper alle zusammen. Daher hat die Beseitigung von Kniegelenkproblemen einen positiven Einfluss auf sonstige Gelenkbeschwerden: Auch der Zustand von Lenden- und Nackenwirbeln, Fußknöcheln usw. bessert sich, Schmerzen verschwinden oder werden gemildert. Außerdem werden die umliegenden Muskeln geschmeidiger und arbeiten besser, wenn die Kniegelenke wieder ihre ursprüngliche Beweglichkeit erlangen. Bereits bei normalem Gehen und Bewegen werden die Muskeln in vielfältiger Weise gebraucht und durch die Pumpfunktion der Muskeln werden die Durchblutung und der Lymphfluss angeregt.

Gewöhnt man sich darüber hinaus als Therapie für seine Knieschmerzen an, regelmäßig zu walken oder spazieren zu gehen, erhöht sich der Effekt der Durchblutungs- und Stoffwechselförderung noch weiter. Auch die Körpertemperatur steigt an. Durch die verstärkte Durchblutung verbessern sich nicht nur geschwollene Beine, Frösteln und eine zu niedrige Körpertemperatur, auch Probleme mit zu hohem Blutdruck, Blutzucker und Cholesterinwerten lösen sich.

Darüber hinaus normalisiert sich auch das vegetative Nervensystem, wodurch der Hormonhaushalt ins Gleichgewicht kommt. Es gibt zahlreiche Patientinnen, die auf diese Weise von Verstopfung, Wechseljahrbeschwerden, Regelschmerzen, Unregelmäßigkeiten im Zyklus usw. befreit wurden. Knieprobleme treten tendenziell bei Frauen etwas häufiger auf als bei Männern. Wenn sie allerdings konsequent etwas für ihre Knie tun, lösen sie damit nicht nur ihre Knieprobleme, die Behandlung wirkt sich auch positiv auf etwaige gynäkologische Beschwerden aus.

Stand und Gang verjüngen sich

In Japan sagt man: »Der Mensch altert von unten her«. Damit ist gemeint, dass mit dem Alter die Gewebe der unteren Körperhälfte, wie z. B. Muskeln, immer schwächer werden. Doch nicht nur das, ich denke, auch das Aussehen ist gemeint. Auch in dieser Hinsicht altert der Mensch von unten her.

Bei Knieproblemen tendiert man zu gebeugten Knien und O-Beinen. Aber auch die Haltung des Oberkörpers wird immer schlechter. Und da sich der Bewegungsspielraum der Gelenke verengt, wirken die Bewegungen immer steifer. Vor allem beim Gang zeigt sich durch Knieschmerzen eine große Veränderung.

Beispielsweise ist bei jemandem, der Schmerzen am rechten Knie hat, das rechte Bein gebeugt, die rechte Schulter und der rechte Arm verschieben sich nach vorn und auch der Kopf neigt dazu, sich nach vorn zu schieben. Unbewusst möchte man Schmerzen vermeiden, und so kommt es manchmal zu einem Gang, bei dem das rechte Bein bei jedem Schritt eine kreisförmige Bewegung nach außen macht. Kommt dann noch die Angewohnheit dazu, ständig das schmerzfreie Bein zu belasten, fangen schließlich beide Knie an zu schmerzen und der Gang schwankt stark von links nach rechts.

So eine Art zu gehen lässt einen für die Umgebung älter wirken, als man tatsächlich ist. Auch die schlechte Haltung sowie die Steifheit und Schwerfälligkeit der Bewegung lassen einen gealtert aussehen.

Kniearthrose ist ein Leiden, das man häufig im mittleren und hohen Alter findet. Manche 60-Jährige, die noch voll im Arbeitsleben stehen, sehen wie 70- oder 80-Jährige aus, weil sie ihre Knieprobleme nicht angehen. Wenn die Knie wieder gestreckt und die Beine begradigt, also keine O-Beine mehr sind, macht man im Stehen eine so stattliche Figur, dass man kaum wiederzuerkennen ist. Zudem aktiviert eine Wiederherstellung der Geschmeidigkeit der Kniegelenke die umliegenden Muskeln. Die schlaffen Beine straffen sich und sehen wieder schlank und schön aus. Natürlich ändert sich auch der Gang. Die Knie strecken sich, der Oberkörper hat eine gute Haltung und das Schwanken von links nach rechts verschwindet.

Wohlfühlphasen verbessern den Zustand der Gelenke

Eine Verbesserung der Gelenke führt auch zu einer gehobenen Stimmung. Niemand hat besonders gute Laune, wenn die Knie schmerzen. Doch wenn man sich aufgrund dieser Schmerzen nicht mehr bewegt, werden die Kniegelenke immer steifer, die Funktion der Muskeln nimmt ab und sogar die Durchblutung und der Lymphfluss werden schlechter. Auf diese Weise verstärken sich die Schmerzen und dadurch tendiert auch die Stimmung dazu, sich deutlich zu verschlechtern. Auch der Schlaf leidet, wenn man sich aus Angst vor Schmerzen nicht mehr bewegt und daher der Körper nicht mehr ermüdet.

Fokussiert man sich ganz auf seine Schmerzen, gerät sogar das vegetative Nervensystem aus dem Gleichgewicht. Bei der Messung der Aktivität des vegetativen Nervensystems von Personen, die in diesen Teufelskreislauf, der mit Knieschmerzen begonnen hatte, geraten waren, zeigten die Daten, dass – wie erwartet – der Sympathikus übermäßig dominierte. Das bewirkt, dass man leicht gereizt und gestresst ist. Durch die Einwirkung des Sympathikus ziehen sich die Blutgefäße zusammen, was die schlechte Durchblutung noch verstärkt. Symptome der Kniearthrose wie Schmerzen werden schlimmer als zuvor.

Wenn Sie also den Zusammenhang zwischen dem Zustand der Gelenke und der Psyche erkannt haben, sollten Sie den Teufelskreis durchbrechen und stattdessen eine Aufwärtsspirale in Gang setzen.

Jeder fühlt sich wohl, wenn er dadurch, dass er etwas für seine Knie tut, täglich Fortschritte spürt. Und diese gehobene Stimmung fördert wiederum, dass man weiter seine Knie pflegt und draußen spazieren geht. Bei konsequenter Durchführung lassen die Schmerzen weiter nach und die Stimmung hebt sich weiter.

Wenn ich mir die Gesichter der Patienten in meiner Praxis ansehe, sehen sie wirklich munter aus. Sie genießen die Landschaft, die sich ihnen draußen beim Spaziergang bietet. Da durch so eine Aufwärtsspirale die Schmerzen abnehmen, verbessert sich der Schlaf und auch das Gleichgewicht des vegetativen Nervensystems wird wiederhergestellt.

Es hat mit Sicherheit einen positiven Effekt auf die Psyche, sich seinen Knieproblemen zu stellen und anzufangen, sie gründlich zu behandeln. Und es führt dazu, dass die Phasen, in denen man sich wohlfühlt, im Vergleich zu früher zunehmen. Diese gute psychische Verfassung unterstützt wiederum stark den Heilungsprozess der Kniegelenke.

Die Knieschmerzen werden nicht chronisch

Bei Beschwerden wie der Kniearthrose, die sich verschlechtern, wenn man sie ignoriert, sollten Sie eines unbedingt beachten: Sie sollten möglichst zeitnah feststellen, ob sich neue Symptome zeigen und ob die Schmerzen stärker oder schwächer werden.

Menschen sind äußerst unterschiedlich. Selbst unter denen, die Knieschmerzen haben, gibt es welche, die sich nicht für ihren Körper interessieren. Manchmal kommt es vor – vielleicht, weil sie sich an die Schmerzen schon so gewöhnt haben –, dass sie erst, wenn ich sie darauf hinweise, bemerken, dass sich ihre Kniegelenke schon ziemlich verbessert haben und auch ihre Schmerzen weniger geworden sind. Das ist doch schade!

Um Kniearthrose zu heilen und zu verhindern, dass sie chronisch wird, sollte man alle Veränderungen genau beobachten. Nur so kann man eine optimale Wirkung der Selbstbehandlung erlangen. Wenn man feststellt, dass die Schmerzen abnehmen, gewinnt man Selbstvertrauen, und dieses Selbstvertrauen wird zu einer weiteren Motivationsquelle, bis die Schmerzen ganz beseitigt sind.

Hilfreich ist es, sich ein Ziel zu setzen, was man tun möchte, wenn man keine Knieschmerzen mehr hat. Was das im Endeffekt ist, ist dabei nebensächlich. Vielleicht die Reise zu einem Ort, an den man besondere Erinnerungen hat. Dieses konkrete Ziel verleiht Ihnen die Kraft, Ihre Selbstbehandlung durchzuhalten und die Alterung Ihrer Gelenke zu verhüten.

Wenn Sie dann merken, dass die Schmerzen sich immer mehr verringern, können Sie z. B. Ihr Reiseziel von einem Ort der Erinnerung im Inland zu einem Traumziel im Ausland ändern. Damit werden Sie sicher Ihrer Selbstbehandlung immer positiver gegenüberstehen.

Sollte einmal tatsächlich der Fall eintreten, dass sich Ihre Beschwerden verschlechtern, ändern Sie Ihre Pläne von einem Ort der Erinnerung im Inland zu dem Besuch eines guten Restaurants in Ihrer Umgebung, sodass Sie immer noch ein Ziel vor Augen haben und nicht die Lust verlieren.

Denken Sie nicht: »Ich, in meinem Alter mit diesen Knieschmerzen …«, denn genau das führt dazu, dass Sie stumpf gegenüber Veränderungen Ihres Schmerzpegels werden und sich die Schmerzen chronifizieren. Lassen Sie sich die Gelegenheit, die Alterung Ihrer Kniegelenke zu stoppen, nicht entgehen!

Im Alter länger gesund leben

Ich denke, es ist bekannt, dass die durchschnittliche Lebenserwartung ständig steigt. Doch es gibt noch eine weitere Kennzahl: Die gesunden Lebensjahre, und da gibt es weniger Grund zur Freude. Die gesunden Lebensjahre geben die Lebenszeit an, in der man, ohne auf tägliche Pflege angewiesen zu sein, ein selbstständiges Leben führen kann. Oder anders ausgedrückt, es ist die Zeitspanne, in der keine gesundheitlichen Probleme das Leben einschränken.

Wenn man die Zahlen der gesunden Lebensjahre und der durchschnittlichen Lebenserwartung miteinander vergleicht, ergibt sich ein unübersehbares Problem.

In Japan z. B. betrug 2013 die durchschnittliche Lebenserwartung der Männer 80,21 Jahre und der Frauen 86,61 Jahre. Die gesunden Lebensjahre betrugen im selben Jahr bei Männern 71,19 und bei Frauen 74,21 Jahre[3]. In Deutschland betrug im Jahr 2016 die durchschnittliche Lebenserwartung für Frauen 85,3 Jahre, für Männer 81 Jahre[4]; die gesunden Lebensjahre für Frauen 67,3 Jahre, für Männer 65,3 Jahre.[5]

Das bedeutet mit anderen Worten, dass Männer über 9 Jahre lang und Frauen über 12 Jahre lang Einschränkungen im Leben durch gesundheitliche Probleme haben. Diese Tatsache stellt die heutige Gesellschaft vor die Aufgabe, wie man die gesunde Lebensspanne ausdehnen kann.

In Kapitel 2 habe ich das Locomotive Syndrom (Seite 48) erwähnt, welches das Risiko von Bettlägerigkeit und Pflegebedürftigkeit erhöht. Dabei habe ich darauf hingewiesen, dass durch gründliche, konsequente Pflege die Lebensdauer der Gelenke um mehr als zehn Jahre erhöht werden kann, und es daher sehr wichtig ist, Knieprobleme anzugehen. In der Tat ist das der Schlüssel, die Spanne der gesunden Lebensjahre zu verlängern, die heutzutage so ein Problem darstellt.

Erreichen Sie erst einmal das Stadium des Locomotive Syndroms, wartet auf Sie eine harte Zeit von 9–12 Jahren. Deshalb sollten Sie Ihr Möglichstes tun, es nicht so weit kommen zu lassen. Das heißt, wenn Sie merken, dass mit Ihren Knien etwas nicht stimmt, sollten Sie auf jeden Fall das Problem angehen.

Ich wünsche Ihnen, dass Sie unbesorgt in die Zukunft blicken können, dass Sie sich ohne Knieschmerzen bis zum Tod gut bewegen und lange ihr Leben sinnerfüllt verbringen können.

Im Endeffekt kann niemand die Verantwortung für Ihr Leben übernehmen, nicht der Arzt, nicht der Orthopäde, noch nicht einmal Ihre Familie. Sie selbst müssen die Initiative ergreifen, den Zustand Ihrer Knie verbessern und aus eigener Kraft Ihr Leben in die gewünschte Richtung lenken. Zögern Sie nicht lange. Ist nicht genau jetzt der richtige Zeitpunkt, die Weichen für die Zukunft zu stellen?

Frau in den 40ern, Selbstständige

Der Zusammenhang von Knie- und Fußproblemen

» *Die Knie ließen sich wieder leicht beugen und strecken. Sowohl die Knieschmerzen wie auch Schmerzen durch eine Zehenfehlstellung verschwanden!*

Viele Frauen leiden unter der Zehenfehlstellung Hallux Valgus. (Die Spitze des großen Zehs neigt sich in Richtung benachbarter Zehen, während das Grundgelenk sich nach außen schiebt.) Wie bereits erklärt, gibt es einen Zusammenhang zwischen Knieproblemen und der Ausbildung eines Hallux Valgus am Fuß desselben Beins.

Hat man z. B. die Angewohnheit, sein Körpergewicht immer schräg nach links vorne zu verlagern, wird ständig das linke Knie belastet und es kommt zu Knieschmerzen. Ist darüber hinaus durch die schräge Ausrichtung des Körpergewichts das linke Fußgewölbe so eingesunken, dass sich zusätzlich noch ein schmerzhafter Hallux Valgus gebildet hat, ist vorhersehbar, dass dadurch das Kniegelenk noch instabiler wird.

Doch solche Zusammenhänge sind weitgehend unbekannt und auch die Patientin wusste nichts davon. Während des Gesprächs stellte sich heraus, dass sie sehr gerne hochhackige Schuhe und Pantoletten trug, die das Risiko für instabile Kniegelenke erhöhen und eine vorwärtsgebeugte Haltung und gebeugte Knie fördern.

Daraufhin erklärte ich ihr genau die Zusammenhänge zwischen ihren derzeitigen Knieschmerzen, dem Hallux Valgus, dem Fußgewölbe und ihren Schuhen. Das schien ihr einen Schock zu versetzen und sie begriff, dass sie so nicht weitermachen konnte. Sie praktizierte beinahe alle Übungen dieses Buchs und änderte auch weitgehend ihren Lebensstil.

Als sie anfing, aktiv an ihrer Heilung zu arbeiten, gewöhnte sie sich an, den Zustand ihrer Beine von oben bis unten, einschließlich ihrer Knie, gründlich zu checken, und erzielte so auch Erfolge. Sie konnte innerhalb eines Monats wieder ihre Knie ganz durchstrecken und beugen. Nach 2–3 Monaten verschwanden auch ihre Knieschmerzen und die Schmerzen durch den Hallux Valgus weitgehend. «

FAQ zur Selbstbehandlung

In diesem Kapitel beantworte ich die häufigsten Fragen rund um die Selbstbehandlung von Knieschmerzen. So werden Sie sicher in der Anwendung.

Q: Muss ich die Dehnübungen genau nach dem Ergebnis des Selbsttests durchführen?

A: Das wäre ideal, vor allem aber ist es wichtig, mit der Selbstbehandlung überhaupt anzufangen.

Die Übungen, die gemäß den Ergebnissen des Selbsttests (Seite 12) vorgeschlagen werden, sind so konzipiert, dass sie die Ursachen der Schmerzen und die Probleme der erkrankten Bereiche möglichst einfach und präzise angehen. Daher wäre es an und für sich ideal, wenn Sie sich daranhielten.

Aber es gibt keine strikten Regeln. Wenn Sie z. B. gerade so mit Arbeit eingedeckt sind, dass es Ihnen schwerfällt, alle vier Grundübungen durchzuführen, ist es in Ordnung, mit einem Pensum, das für Sie machbar ist, zu beginnen. Zum Beispiel könnten Sie es zunächst einmal nur mit ein oder zwei Übungen probieren. Besser als nichts zu tun ist es, mit dem Möglichen bei der Selbstbehandlung anzufangen.

Andererseits kann es vorkommen, dass jemand noch andere Dehnübungen als die empfohlenen machen möchte. Das können Sie natürlich gerne tun. Wenn Sie sich frühzeitig um Körperregionen, die derzeit noch keine großen Probleme machen, kümmern, beugt das künftigen Beschwerden vor.

Ob Sie nun die Anzahl der Dehnübungen verringern oder steigern, wichtig ist, Ihr individuelles, Ihnen entsprechendes Maß zu finden.

Wenn Sie unbedingt selbst eine Auswahl Ihrer Übungen treffen wollen, gehen Sie noch einmal das Kapitel 3 (Seite 52) durch und wählen Sie die Übungen, von denen Sie überzeugt sind, dass sie am besten Ihre Knieschmerzen bessern oder heilen. Sollte Ihnen eine Auswahl zu schwierig oder zu mühsam sein, beginnen Sie mit den Dehnübungen, wie sie im Zusammenhang mit dem Selbsttest (Seite 12) empfohlen werden. Damit werden Sie schnelle Fortschritte feststellen.

Q: Kann ich die Dehnübungen auch durchführen, wenn ich am Knie punktiert werde oder regelmäßig Hyaluronsäure-Injektionen erhalte?

A: Überhaupt kein Problem. Ich kann Ihnen nur dazu raten.

Viele der Patienten, die zu mir in die Klinik kommen, werden von Ihren Ärzten, zu denen Sie schon lange gehen, punktiert oder erhalten Hyaluronsäure-Spritzen. Parallel dazu behandeln Sie auch selbst ihre Knie, z. B. mit Dehnübungen.

Kniepunktionen oder Hyaluronsäure-Injektionen sind Methoden, um akute Beschwerden zu lindern. Die im vorliegenden Buch vorgestellten Übungen zur Selbstbehandlung dagegen packen die Wurzel der Beschwerden an. Das heißt, die beiden Verfahren gehen die Knieprobleme aus verschiedenen Richtungen an. Es ist überhaupt kein Problem, sie gleichzeitig anzuwenden.

Ganz im Gegenteil, Patienten, die sich regelmäßig punktieren oder Hyaluronsäure injizieren lassen, neigen leicht dazu, die Lösung ihrer Probleme den Ärzten zu überlassen. Daher ist es gut für sie, wenn sie aktiv, aus eigenem Antrieb, an ihrer Behandlung arbeiten.

Bei vielen meiner Patienten hat sich der Zustand der Knie verbessert, wenn sie die Selbstbehandlung ausprobiert haben. Immer wieder höre ich, dass sich in den Knien keine Flüssigkeit mehr ansammelt oder dass sie keine Hyaluronsäure-Injektionen mehr brauchen. Und natürlich sind viele auch endlich von ihren Schmerzen befreit worden. Knieschmerzen heilen einfach besser, wenn man auch Methoden anwendet, die die Ursache der Beschwerden angehen.

Q: Gibt es etwas zu beachten, wenn ich bereits ein künstliches Kniegelenk habe?

A: Fangen Sie zunächst mit Dehnübungen für die Muskeln an.

Die Qualität der modernen künstlichen Kniegelenke ist sehr hoch und man hört wesentlich seltener als früher, dass der Patient nach der Operation nicht mehr in den Fersensitz kommt.

Allerdings kommt es darauf an, wie lange die Operation schon zurückliegt, und auch das hochwertigste künstliche Kniegelenk hat nur eine begrenzte Lebensdauer. Außerdem lässt sich das künstliche Kniegelenk im Vergleich zum gesunden Knie häufig nicht so stark anwinkeln.

Unter Berücksichtigung dieser Umstände halte ich es für das Beste, dass Sie, sollten Sie bereits ein künstliches Kniegelenk haben, bei den Dehnübungen mit den Übungen für die Muskeln anfangen.

Die Übungen in diesem Buch lassen sich grob in zwei Gruppen einteilen: Übungen, die einen heilenden Effekt direkt auf die betroffenen Gelenke des erkrankten Knies haben, und Übungen, die bei den umliegenden Muskeln des erkrankten Knies ansetzen. Sie sollten mit der zweiten Gruppe anfangen.

Die Übungen sind, gerade weil sie so direkt wirken, sehr effektiv darin, das Knie dem gesunden Zustand anzunähern und die Knieschmerzen zu lindern oder sogar zu beseitigen. Doch wenn Sie bereits ein künstliches Kniegelenk haben, wirkt sich dieser direkte Ansatz auch auf das künstliche Kniegelenk aus. Auf diese Weise kann die Lebensdauer des künstlichen Kniegelenks beeinträchtigt werden.

Beginnen Sie darum vorsichtshalber mit den Übungen für die Muskeln und beobachten Sie, wie gut dies funktioniert. Natürlich brauchen Sie keinerlei Rücksicht nehmen bei Maßnahmen, die andere Bereiche als das Kniegelenk, wie den unteren Rückenbereich oder die Fußsohlen, betreffen.

Konkret bedeutet das, dass Sie ab der Tennisball-Dehnungsübung (Seite 22) für den Lendenbereich alle Übungen ausführen können und danach die ersten drei Dehnübungen vorsichtig ausprobieren sollten.

Übrigens wird durch die Übungen für die Muskeln auch der Zustand des Knies verbessert. Vermutlich haben Sie ein künstliches Kniegelenk eingesetzt bekommen, weil die Funktion Ihres inneren Schenkelmuskels und Ihres geraden Oberschenkelmuskels stark herabgesetzt war.

Wenn Sie in der Vergangenheit nur einen arthroskopischen Eingriff oder eine kniegelenksnahe Osteotomie (chirurgischer Knochenschnitt) hatten, können Sie ohne Sorge nach Belieben die Übungen machen.

Q: Gibt es eine Methode, den Meniskus und den Gelenkknorpel wieder herzustellen?

A: Nein, das ist nicht möglich, daher sollten Sie sich um indirekte Maßnahmen bemühen.

Leider ist es nicht möglich, die abgenutzten Menisken und Gelenkknorpel auf direktem Weg wieder zu reparieren. Sie können sie nur auf indirektem Weg behandeln, indem Sie eine Abnutzung möglichst vermeiden, und durch eine gute Verteilung der Gelenkschmiere, die einen regenerativen Effekt hat. Ein gutes Beispiel dafür ist die Dehnung des Knies mit einem Tennisball (Seite 20), die den Raum innerhalb des Kniegelenks erweitert.

Auch die in Kapitel 4 (Seite 66) vorgestellten Tipps für den Alltag dienen der Prävention. Außerdem sollten Sie Bewegungen und Sport vermeiden, bei denen die Knie verdreht werden.

Wenn Sie in der Küche kochen oder abwaschen, drehen Sie manchmal Ihren Körper, ohne die Beine zu bewegen, oder greifen nach Dingen, die hinter Ihnen liegen? Nicht wenige Menschen verdrehen auf diese Weise unbewusst ihre Knie. Bei ständiger Wiederholung solcher Bewegungen leiden vor allem die Menisken.

Deshalb rate ich Ihnen, in Zukunft Ihre Aufmerksamkeit auch auf Ihr unbewusstes Tun zu lenken und auf Bewegungen zu achten, die schonend für die Menisken und Gelenkknorpel sind.

Q: Ich habe gehört, man sollte gegen Knieschmerzen Muskeln aufbauen. Braucht es kein Krafttraining?

A: Krafttraining für die Beinmuskeln allein kann keine Knieschmerzen beseitigen.

Ernsthaft betriebenes Beinmuskeltraining erhöht, je länger es durchgeführt wird, das Risiko von Schäden an den Kniegelenken und Muskeln. Für Menschen, die keine Erfahrung mit Krafttraining haben, ist es auch nicht nötig. Wenn Sie Zeit für Muskelaufbautraining übrighaben, ist es bei weitem sinnvoller, diese Zeit zum Spazierengehen zu verwenden.

Häufig wird als Maßnahme gegen Knieschmerzen ein spezielles Krafttraining betrieben, bei dem Gewichte an den Fußknöcheln angebracht und die Unterschenkel auf und ab bewegt werden. Doch ich habe noch nie einen Patienten gesehen, der durch solch ein Muskeltraining von seinen Knieschmerzen geheilt worden wäre. Diese Art von Muskeltraining stärkt nur den mittleren Teil des vierköpfigen Schenkelstreckers, den geraden Oberschenkelstrecker.
Wie ich bereits erklärt habe, hängt das Auftreten von Knieschmerzen mit einer Schwächung des inneren Schenkelmuskels zusammen, doch genau dieser Muskel wird so nicht trainiert. Auch beim Squat (Kniebeuge) verhält es sich ähnlich, auch hier wird hauptsächlich der gerade Schenkelmuskel trainiert.

Unter denen, die aufgrund von Kniearthrose oder ähnlichen Beschwerden an Knieschmerzen leiden, ist ein hoher Prozentsatz betagter Personen. Diese bauen nur schwer Muskeln durch Muskeltraining auf. Dasselbe gilt für Frauen. Insofern hat Muskeltraining wenig Sinn.

Als Maßnahme gegen Knieschmerzen genügt, so viel Muskelmasse aufzubauen, wie Sie für Ihren Alltag brauchen. Stattdessen sollten Sie Ihr Augenmerk lieber auf Qualität legen. Wichtig ist, dass Sie sich geschmeidig bewegen können und sich Ihre Knochen und Gelenke gut bewegen lassen.

Zu diesem Zweck praktizieren Sie die Dehnübungen (Seite 16), die Sie im ersten Kapitel finden.

Q: Gibt es außer der Kniescheiben-Bewegungsübung noch eine andere Technik, um die Anlaufschmerzen bei einer Bewegung zu beseitigen?

A: Sie können auch die Beine nach vorne schwingen oder sie anwinkeln und wieder strecken.

Die Übung, bei der man die Kniescheibe bewegt, ist an und für sich sehr effektiv, doch manchen fällt es vielleicht schwer, den richtigen Dreh herauszubekommen. Außerdem ist sie möglicherweise schwer auszuführen, wenn die Sehnen des geraden Oberschenkelmuskels oder die Patellasehnen sehr verspannt und verhärtet sind.

In diesem Fall können Sie auch, bevor Sie anfangen, sich zu bewegen, abwechselnd jeweils 3-mal das linke und das rechte Bein nach vorne schwingen. Diese Bewegung ähnelt dem Schritt, mit dem Truppen bei Militärparaden marschieren. Zusätzlich können Sie ein paar Mal die Beine anwinkeln und wieder strecken. Damit vergrößern Sie den Bewegungsspielraum des Knies und wie bei der Kniescheiben-Bewegungsübung wird die Gelenkschmiere gut verteilt.

Q: Kann man auch Bandagen benutzen?

A: Sie können sie verwenden, aber achten Sie darauf, sich nicht zu sehr auf sie zu verlassen.

Für Kniebandagen gilt grundsätzlich das Gleiche wie für Stöcke und Rollator: Wenn Sie starke Schmerzen haben, können Sie sie ruhig einsetzen, aber an Tagen, an denen es Ihnen gut geht, sollten Sie sie nicht aus reiner Gewohnheit anlegen.

Allerdings haben Bandagen einen Vorteil, den Stöcke oder der Rollator nicht besitzen: Indem sie leichten Druck ausüben, mindern sie Schwellungen und Schmerzen, und außerdem halten sie warm.

Wenn es Ihnen dank dieser Vorzüge ermöglicht wird, draußen umherzugehen, ist es natürlich besser, Bandagen zu verwenden. Allerdings besteht die Gefahr, davon abhängig zu werden, sodass man sich unsicher fühlt, sobald man sie nicht trägt. Deshalb verwenden Sie sie nicht, wenn Sie sie nicht brauchen, und achten Sie darauf, sich nicht zu sehr zu verwöhnen.

Q: Von meinem Arzt wurde mir gesagt, wenn ich Knieschmerzen hätte, sollte ich zuallererst abnehmen. Ist eine Diät der entscheidende Punkt?

A: Noch wichtiger ist es, etwas gegen die Knieschmerzen zu unternehmen.

Natürlich ist Übergewicht nicht gut für die Knie. Doch wenn man zu sehr auf eine Diät fixiert ist, hat man eher das Ziel, schlank zu werden, vor Augen als eine Besserung der Knieschmerzen. Da fängt mancher vielleicht sogar Sport an, der für die Knie schlecht ist. Das hat genau den gegenteiligen Effekt.

Außerdem es ist ja nicht so, dass alle Menschen, die an Knieschmerzen leiden, übergewichtig wären. Es gibt unzählige Fälle von normalgewichtigen oder auch schlanken Menschen, bei denen die Kniearthrose fortschreitet und die Schmerzen immer mehr zunehmen.

Deshalb halte ich es für besser, sich v.a. um Maßnahmen gegen die Knieschmerzen zu bemühen. Verbessern Sie die Beweglichkeit Ihrer Kniegelenke durch die Knie-Dehnübungen (Seite 16) und gehen Sie häufig spazieren.

Auf diese Weise verbrauchen Sie auf natürliche Weise mehr Kalorien, was zu einer Verringerung des Gewichts führt.

Sollten Sie trotzdem noch um Ihr Gewicht besorgt sein, spricht nichts dagegen, eine Diät anzufangen.

Q: Ich habe immer in den Kniekehlen Schmerzen. Dabei bin ich eine Frau von gerade einmal 30 Jahren. Kann man in diesem Alter schon Kniegelenksarthrose haben?

A: Es ist möglich, dass die Schmerzen von einer Entzündung der Zwillingswadenmuskeln verursacht werden.

Unmöglich ist es nicht, dass es sich um eine Kniearthrose handelt, doch wenn bei einer Frau von 30 Jahren die Knierückseite häufig schmerzt, ist es eher wahrscheinlich, dass die Schmerzen von einer Entzündung der Zwillingswadenmuskeln herrühren.

Der Zwillingswadenmuskel ist, kurz gesagt, ein Muskel der Wade, der sich nach oben hin in zwei Muskeln teilt. Er setzt oben am Oberschenkelknochen, in der Nähe des Knies, an, unten endet er am Knochen der Ferse (dem Fersenbein) als Achillessehne. Manchmal entzündet sich der an der Innenseite des Oberschenkelknochens befestigte Teil und man verspürt Schmerzen.

Dieses Leiden wird leicht mit der Kniearthrose verwechselt. Häufig sind Frauen, die ständig hohe Absätze tragen, und Menschen, die tagtäglich lange Zeit mit angewinkelten Knien sitzen, davon betroffen. Es entsteht durch eine Verspannung, Kontraktion und Verhärtung der Zwillingswadenmuskeln.

Um die Schmerzen zu beseitigen, ist es daher notwendig, die Zwillingswadenmuskeln zu entspannen. Das bedeutet, wenn man die Waden gründlich lockert, vergehen die Schmerzen meist rasch.

Zu diesem Zweck ist die Übung, bei der der obere Teil des Fußes mit einem Handtuch herangezogen wird (Seite 30), sehr nützlich. Probieren Sie es aus!

Q: Gibt es Beschwerden, die mit der Kniegelenksarthrose verwechselt werden können?

A: Ja, da muss man aufpassen, es gibt einige Verwechslungskandidaten.

Außer den in Kapitel 2 (Seite 38) bereits näher erklärten Problemen des Kniescheibengelenks, der Sehnen des geraden Oberschenkelmuskels und der Kniescheibenbänder wird auch die Entzündung des Zwillingwadenmuskels, die ich in der vorhergehenden Antwort erläutert habe, gerne mit einer Kniearthrose verwechselt.

Es gibt noch einige weitere Krankheiten, bei denen ähnliche Schmerzen auftreten. Die wichtigsten möchte ich Ihnen hier kurz vorstellen.

Gelenkrheuma Hier handelt es sich um eine Autoimmunerkrankung. Durch eine Störung des Immunsystems, das ursprünglich den Körper vor Fremdkörpern von außen schützen soll, greift dieses einen Teil des eigenen Körpers an. Im Allgemeinen entstehen Schmerzen und Steifheit an den Handgelenken und den Finger- und Zehenknöcheln, doch in Einzelfällen treten auch Schmerzen am Kniegelenk auf. Die genaue Ursache ist noch unklar. Außer Gelenkschmerzen treten auch Symptome wie Blutarmut, Fieber, Mattigkeit oder Appetitlosigkeit auf.

Pseudogicht Diese Krankheit findet man oft bei älteren Frauen. Die Substanz Kalziumpyrophosphat sammelt sich in den Gelenken an und es treten plötzliche, heftige Schmerzen auf. Neben den Kniegelenken sind auch die Fußknöchel, Schultergelenke usw. betroffen.

Gicht Bei dieser Krankheit sammeln sich Harnsäurekristalle in den Gelenken an und dadurch entstehen plötzliche Schmerzen. Im Allgemeinen treten die Schmerzen an der Wurzel der großen Zehe auf, aber auch die Knie können betroffen sein.

Baker-Zyste Dieses Leiden ist häufig eine Begleiterscheinung der Kniearthrose. Dabei sind die Schmerzen an sich gar nicht so stark, doch es sammelt sich Flüssigkeit in der Kniekehle an und verursacht eine Schwellung. Dadurch lässt sich das Knie nicht mehr ganz beugen.

Morbus Osgood-Schlatter Diese Krankheit sieht man häufig bei Schülern, die in der Wachstumsphase Sport treiben. Bei Morbus Osgood-Schlatter entzündet sich der Knochen bzw. Knorpel, der sich am Übergang der Patellasehne zum Schienbein befindet. Die Entzündung der Patellasehne, die ich an anderer Stelle in diesem Buch erläutert habe, entsteht genau an der Patellasehne, doch hier entsteht das Problem etwas weiter unten, nämlich an dem Teil, der mit dem Schienbein verbunden ist, der Apophyse. Eine Apophyse ist ein Knochenauswuchs, an dem Bänder oder Sehnen ansetzen. Da dieser Knochenteil in der Wachstumsphase noch nicht ausgereift ist und noch aus Knorpelgewebe besteht, ist er besonders anfällig für Beschwerden.

Zum Schluss

Wie ich in diesem Buch bereits erwähnt habe, sind die drei wichtigsten Gelenke des Menschen die Halswirbel, die Lendenwirbel und die Knie. Tendenziell tritt ein Funktionsverlust bei den Kniegelenken als Letztes auf. Daher sind Probleme an dieser Stelle ein Zeichen dafür, dass man kurz vor dem Locomotive Syndrome steht.

Eine Frage: Welches dieser drei Gelenkprobleme lässt sich Ihrer Meinung nach am leichtesten verbessern?

Tatsächlich lassen sich Knieschmerzen am besten behandeln. Natürlich gibt es je nach Schweregrad Unterschiede in der Heilungsdauer. Doch in einem leichten Stadium der Kniearthrose gibt es Beispiele, bei denen eine ein- bis zweimalige Durchführung der Tennisball-Dehnübung für das Knie (Seite 20) ausreichte, damit sich jahrelange Kniebeschwerden besserten.

Warum aber sind Kniebeschwerden leichter zu behandeln als Probleme des Nackens oder der Lendengegend? Ich vermute, dass der Grund in der Struktur der Gelenke zu suchen ist. Die Gelenke des Halses bestehen aus sieben kleinen Wirbeln der Wirbelsäule, die miteinander verbunden sind. Die Gelenke des unteren Rückens bestehen aus fünf zusammenhängenden Wirbeln. Außerdem befindet sich im Becken das empfindliche Iliosakralgelenk.

Im Vergleich dazu besteht das Kniegelenk nur aus drei großen Knochen: dem Oberschenkelknochen, dem Schienbein und der Kniescheibe. Um es zur besseren Verständlichkeit mit einfachen Worten auszudrücken: Gerade weil das Knie so eine verhältnismäßig einfache Struktur hat, sind schnelle Erfolge sichtbar, vorausgesetzt, man beurteilt seinen Zustand richtig und behandelt es zielsicher.

Darüber hinaus kann man das Kniegelenk direkt mit den Augen sehen. Das trifft auf die Nackenwirbel und die Lendenwirbel, die sich am Rücken befinden, nicht zu. Daher kann man seinen Zustand gründlich überprüfen und bei der Selbstbehandlung genau die richtigen Stellen optimal stimulieren. Diese Vorteile sollte man nutzen!

Auch Sie können in einem möglichst frühen Stadium Ihre Knieprobleme beheben, indem Sie die in diesem Buch vorgestellte Selbstbehandlungsmethode anwenden. Ein erneutes Auftreten wird damit ebenfalls verhindert.

Ich hoffe aufrichtig, dass auf diese Weise mehr Menschen wieder gesunde Knie erlangen und ihr Leben (wieder) genießen können.

Shintarô Sakai

Register

Quellenangaben

1 GEDA: Gesundheit in Deutschland aktuell: www.rki.de/geda (Zugriff am 10.11.2021)

2 Leitlinie Gonarthrose, Dez. 2017: https://www.awmf.org/uploads/tx_szleitlinien/033-004l_S2k_Gonarthrose_2018-01_1-verlaengert.pdf (Zugriff am 10.12.2021)

3 Gesundheit in Japan 21, 2. Expertenkommission«, veröffentlicht vom wissenschaftlichen Untersuchungsausschuss für Wohlfahrt

4 Statistisches Bundesamt: »Durchschnittliche Lebenserwartung, 10., 11.u.14. koordinierte Bevölkerungsvorausberechnung«

5 Eurostat, online data code: hlth_hlye: https://appsso.eurostat.ec.europa.eu/nui/show.do?dataset=hlth_hlye&lang=en (Zugriff am 10.12.2021)

Bibliografische Information der Deutschen Nationalbibliothek
Die Deutsche Nationalbibliothek verzeichnet diese Publikation in der Deutschen Nationalbibliografie; detaillierte bibliografische Daten sind im Internet über http://dnb.d-nb.de abrufbar.

Programmplanung: Celestina Filbrandt
Projektmanagement: Kathrin Hage
Redaktion: Julia Jochim
Übersetzung: Birgit Quitterer
Bildredaktion: Christoph Frick
Umschlaggestaltung: © Thieme
Layout: CYCLUS · Visuelle Kommunikation, Stuttgart

Bildnachweis:
Umschlagmotiv und Bild S. 3: © Thieme unter Verwendung von Beine: © Yurii/stock.adobe.com;
Blüte: © Rococo38/stock.adobe.com
Autorenfoto (Umschlag und S. 2): Tadashi Yamakami
Zeichnungen: Susi Schaaf, Bellheim

1. Auflage 2022

Die japanische Originalausgabe erschien 2017 unter dem Titel »変形性膝関節症は自分出直せる!« (Henkei-sei hizakansetsu-shô wa jibun de naoseru!) Copyright © Shintaro Sakai/Gakken. First published in Japan 2017 by Gakken Plus Co., Ltd., Tokyo. German translation rights arranged with Gakken Plus Co., Ltd.

TRIAS Verlag in Georg Thieme Verlag KG
Rüdigerstraße 14, 70469 Stuttgart, Germany
www.trias-verlag.de

Printed in Germany

Satz: Reemers Publishing Services GmbH, Krefeld
Druck: AZ Druck und Datentechnik GmbH, Kempten

Gedruckt auf chlorfrei gebleichtem Papier

ISBN 978-3-432-11348-7

Auch erhältlich als E-Book:
eISBN (ePub) 978-3-432-11349-4

3 4 5 6

Wichtiger Hinweis: Wie jede Wissenschaft ist die Medizin ständigen Entwicklungen unterworfen. Forschung und klinische Erfahrung erweitern unsere Erkenntnisse. Ganz besonders gilt das für die Behandlung und die medikamentöse Therapie. Bei allen in diesem Werk erwähnten Dosierungen oder Applikationen, bei Rezepten und Übungsanleitungen, bei Empfehlungen und Tipps dürfen Sie darauf vertrauen: Autoren, Herausgeber und Verlag haben große Sorgfalt darauf verwandt, dass diese Angaben dem Wissensstand bei Fertigstellung des Werkes entsprechen. Rezepte werden gekocht und ausprobiert. Übungen und Übungsreihen haben sich in der Praxis erfolgreich bewährt.

Eine Garantie kann jedoch nicht übernommen werden. Eine Haftung des Autors, des Verlags oder seiner Beauftragten für Personen-, Sach- oder Vermögensschäden ist ausgeschlossen.

Marken, geschäftliche Bezeichnungen oder Handelsnamen werden nicht in jedem Fall besonders kenntlich gemacht. Aus dem Fehlen eines solchen Hinweises kann nicht geschlossen werden, dass es sich um einen freien Handelsnamen handelt.

Datenschutz
Wo datenschutzrechtlich erforderlich, wurden die Namen und weitere Daten von Personen redaktionell verändert (Tarnnamen). Dies ist grundsätzlich der Fall bei Patienten, ihren Angehörigen und Freunden, z. T. auch bei weiteren Personen, die z. B. in die Behandlung von Patienten eingebunden sind.

Thieme Publikationen streben nach einer fachlich korrekten und unmissverständlichen Sprache. Dabei lehnt Thieme jeden Sprachgebrauch ab, der Menschen beleidigt oder diskriminiert, beispielsweise aufgrund einer Herkunft, Behinderung oder eines Geschlechts. Thieme wendet sich zudem gleichermaßen an Menschen jeder Geschlechtsidentität. Die Thieme Rechtschreibkonvention nennt Autor*innen mittlerweile konkrete Beispiele, wie sie alle Lesenden gleichberechtigt ansprechen können. Die Ansprache aller Menschen ist ausdrücklich auch dort intendiert, wo im Text (etwa aus Gründen der Leseleichtigkeit, des Text-Umfangs oder des situativen Stil-Empfindens) z. B. nur ein generisches Maskulinum verwendet wird.